全国药学、中药学类专业实验实训数字化课程建设

中药化学实验操作技术

ZHONGYAO HUAXUE SHIYAN CAOZUO JISHU

主编　关颖丽　王甫成　马菁菁

U0239420

手机扫描注册
观看操作视频
一书一码

北京科学技术出版社

图书在版编目（CIP）数据

中药化学实验操作技术/关颖丽，王甫成，马菁菁主编.—北京：北京科学技术出版社，2019.6

（全国药学、中药学类专业实验实训数字化课程建设）

ISBN 978-7-5714-0340-9

Ⅰ.①中… Ⅱ.①关… ②王… ③马… Ⅲ.①中药化学－化学实验－高等职业教育－教材 Ⅳ.①R284-33

中国版本图书馆 CIP 数据核字（2019）第 113781 号

中药化学实验操作技术

主　　编：关颖丽　王甫成　马菁菁
策划编辑：曾小珍　张　田
责任编辑：秦笑嬴
责任校对：贾　荣
责任印制：李　茗
封面设计：铭轩堂
版式设计：崔刚工作室
出 版 人：曾庆宇
出版发行：北京科学技术出版社
社　　址：北京西直门南大街 16 号
邮政编码：100035
电话传真：0086-10-66135495（总编室）
　　　　　0086-10-66113227（发行部）0086-10-66161952（发行部传真）
电子信箱：bjkj@bjkjpress.com
网　　址：www.bkydw.cn
经　　销：新华书店
印　　刷：河北鑫兆源印刷有限公司
开　　本：787mm×1092mm　　1/16
字　　数：184 千字
印　　张：7.75
版　　次：2019 年 6 月第 1 版
印　　次：2019 年 6 月第 1 次印刷
ISBN 978-7-5714-0340-9/R·2638

定　　价：45.00 元

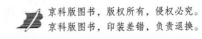

全国药学、中药学类专业实验实训数字化课程建设

总 主 编

张大方

长春中医药大学、东北师范大学人文学院　教授

方成武

安徽中医药大学　教授

张彦文

天津医学高等专科学校　教授

张立祥

山东中医药高等专科学校　教授

周美启

亳州职业技术学院　教授

朱俊义

通化师范学院　教授

马　波

安徽中医药高等专科学校　教授

张震云

山西药科职业学院　教授

编者名单

主　编　关颖丽　王甫成　马菁菁

编　者　（以姓氏笔画为序）

马菁菁（天津医学高等专科学校）

王甫成（亳州职业技术学院）

关颖丽（通化师范学院）

李　雪（东北师范大学人文学院）

宋丹妮（天津医学高等专科学校）

武子敬（通化师范学院）

祝燕平（安庆医药高等专科学校）

秦汝兰（通化师范学院）

颜　睿（四川卫生康复职业学院）

薛天乐（亳州职业技术学院）

总前言

为贯彻教育部有关高校实验教学改革的要求,即"注重增强学生实践能力,培育工匠精神,践行知行合一,多为学生提供动手机会,提高解决实际问题的能力",满足培养应用型人才的迫切需求,我们组织全国20余所院校的优秀教师、行业专家启动了"全国药学、中药学类专业实验实训数字化课程建设"项目。

以基本技能与方法为主线,归纳每门课程的共性技术,以制定规范化操作为重点,将典型实验实训项目引入课程之中,这是本套教材改革创新点之一;将不同课程的重点内容纳入综合性实验与设计性实验,培养学生独立工作的能力与综合运用知识的能力,体现了"传承有特色,创新有基础,服务有能力"的人才培养要求,这是本套教材改革创新点之二;在专业课实验实训中设置了企业生产流程、在基础课中设置了科学研究案例,注重课堂教学与生产、科研相结合,提高人才培养质量,改变了以往学校学习与实际应用脱节的现象,这是本套教材改革创新点之三;注重培养学生综合素质,结合每门课程的特点,将实验实训中的应急处置纳入教材内容之中,提高学生的专业安全知识水平与应用能力,将实验实训后的清理工作与废弃物的处理列入章节,增强学生的责任意识与环保意识,这是本套教材改革创新点之四。

该系列实验教材,经过3年的使用,反响很好,解决了以往教与学的关键问题,同时也发现有些实验需进一步规范化、有些实验内容需进一步优化。在此基础上,我们开展了对纸质教材配套视频的摄制工作。将纸质教材与教学视频相结合,将更有利于突出实验的可视性,使不同学校充分利用这一教学资源,提高教学质量,这是本教材的又一特点。

教学改革是一项长期的任务,尤其是实验实训教学,更需要在实践中不断探索。对本套教材编写中可能存在的缺点与不足,恳请各位读者在使用过程中提出宝贵意见和建议,以期不断完善。

张大方
2019 年 2 月

前　言

　　《中药化学实验操作技术》是"全国药学、中药学类专业实验实训数字化课程建设"项目之一,依据药学、中药学类及相关专业学生的整体培养目标和要求编写而成。本教材以教学大纲为基础,紧紧围绕"面向生产、建设、服务和管理一线需要的高技能人才"的培养目标,调研分析相关专业岗位工作任务所必须掌握的知识、能力与素质要求,确定教材编写内容。可供全国药学、中药学、制药等相关专业的学生使用。

　　本教材内容分为上、中、下三篇。上篇为"总论",共分为五章,包括中药化学实验的基本要求、实验操作基本技能考核、中药化学成分主要类型简介、中药化学成分研究常用的操作技术、中药生产企业常用的提取分离设备。系统而精练地介绍了本学科的相关基础理论知识及应用研究技术,同时介绍了现代中药生产企业常用的提取分离技术。中篇分为两章,包括中药化学实验基本技能训练和中药化学实验项目。以8个具体实际操作项目帮助学生学习并掌握中药化学实验研究常用的基本提取分离技术,同时能够加强训练并规范学生的基本操作技能;结合各院校在实际教学中设置的实验项目,共设置19个实验项目,每个项目均有较强的操作性及实用性。下篇为"综合性及设计性实验项目",共一章,主要内容为中药化学实验综合应用,通过3个实验项目训练,帮助学生更好地将理论与实际应用相结合,提高学生的实验操作技能,以及独立分析问题、解决问题的能力,同时培养学生的团结协作精神及创新意识。

　　本教材的突出特色是在每个实验项目中设置了二维码,并在基本技能训练实验项目中增加相关的操作视频,将"互联网+"技术与移动数字媒体相结合,将数字教材与纸质教材相结合,实现教学立体化,更利于学生对中药化学实验操作技术的理解与掌握。

　　本教材的编写得到了北京科学技术出版社的大力支持和各位编者的积极配合,在此表示衷心的感谢。由于编写时间和水平所限,不足之处在所难免,恳请广大读者提出宝贵意见,以便进一步修订和完善。

编　者

2019 年 2 月

目　录

上篇　总　论

中篇　中药化学实验基本技能训练及实验项目

下篇　综合性及设计性实验项目

上篇

总论

第一章　中药化学实验的基本要求

　　中药化学是中药学专业的一门重要专业课，是一门以中医药基本理论为指导，结合临床用药经验，主要运用化学理论和方法及其他现代科学理论和技术等研究中药化学成分的学科。中药化学的研究对象是中药防治疾病的物质基础——中药化学成分。其研究内容包括各类中药化学成分的结构特点、物理化学性质、提取、分离，以及主要化学成分的结构鉴定知识等。中药化学实验是中药化学课程的重要组成部分。

　　本课程的教学目的如下。

　　(1)通过实验，检验学生课堂上所学的理论知识，使学生对理论知识的理解更加深入，掌握得更加牢固。

　　(2)通过实验，训练学生的基本操作技能，培养学生分析问题和解决问题的能力，使学生获得从事中药化学科研工作和实际工作的基本训练，为将来独立地设计新实验和从事科研与开发工作打下一定的基础。

　　(3)通过实验，使学生养成严谨的科学态度和良好的科学作风。

一、实验要求

　　(1)实验前应认真预习，做好预习笔记，明确实验目的，掌握实验原理、实验步骤，安排好实验计划。

　　(2)实验时要遵守实验室制度，按照操作要求，认真操作，正确使用各种仪器，努力掌握基本操作技术，养成及时记录的习惯。对观察到的现象和结果，以及有关的质量、体积、温度或其他数据，应立即如实记录。

　　(3)实验室内保持安静、整洁。不大声喧嚷，不吸烟，不迟到早退，中途不随便离开，随时注意实验情况并做好下一步的准备工作。保持桌面、仪器、水池、地面"四洁"。废弃的固体和液体等不能丢入或倒入水池，必须按要求放置于指定地点。

　　(4)实验后认真分析实验现象，做出合理结论，写出实验报告，提取纯化的产品包好、贴上标签，交给教师。必要时还需进一步查阅相关文献，自主学习某些尚未理解的理论知识。

　　(5)每次实验完毕，值日生负责整理公用仪器，将实验台、地面打扫干净，检查水电开关，关好门窗。

二、实验室规则

　　(1)在实验室中需穿实验服，实验中不得做与实验无关的事情。

（2）必须遵守实验室的各项规章制度，听从教师的指导，尊重实验室工作人员的职权。

（3）实验前应清点并检查仪器是否完整，装置是否齐全正确，合格后才能开始实验。

（4）使用仪器时要轻拿、轻放，贵重仪器未经教师允许不得擅自动用。一旦损坏仪器应及时报损、补领，不得乱拿、乱用他人的仪器。

（5）公用仪器和药品，用完后立即归还原处，不可调错瓶塞，以免污染。仪器使用完毕应清理干净。节约用水、用电，节约试剂，严格控制药品用量。

三、实验室安全注意事项

（1）实验前应检查仪器是否完整无损，装置是否正确。回流、蒸馏时，冷凝水是否通畅，干燥管是否阻塞。在常压下进行蒸馏或回流，仪器装置必须与大气相通，不能密闭。

（2）回流或蒸馏易燃溶剂（特别是低沸点易燃溶剂）时，不能使用明火加热，要根据溶剂的沸点选用水浴、油浴或电热套。液内要放几颗沸石，防止过热冲瓶或暴沸。若在加热后发现未放入沸石，则应待冷却后放入。加热过程中不可加入活性炭脱色，以免发生暴沸。

（3）回流或蒸馏易燃、易挥发或有毒液体时，仪器装置切勿漏气，冷凝管流出液应用弯管导至接收瓶中，余气应用橡皮管通往室外或水池中。

（4）减压系统应装有安全瓶。加压柱色谱时，层析柱及储液机械连接要牢固，注意控制压力，以防炸裂。

（5）使用易燃溶剂时，应在远离火源和通风的地方进行；启封易挥发溶剂瓶盖时，脸要避开瓶口并慢慢启封，以防气体冲到脸上。

（6）有毒、有腐蚀性的药品应妥善保管，操作后应立即洗手，勿沾及五官及创口。

（7）使用电器设备及各种分析仪器时，要事先了解电路及操作规程。使用时，注意仪器和电线不要放在潮湿处，手湿时不可接触电源。

（8）欲将玻璃管插入塞中，可在塞孔涂些水或甘油等润滑剂，用布包住玻璃管使其旋转而入，防止折断。

（9）实验室一旦发生火灾事故，应保持镇静，并采取各种相应措施。应立即断绝火源，切断电源并移开附近的易燃物质。三角瓶内溶剂着火可用石棉网或湿布盖熄。小火可用湿布或黄沙盖熄，火较大时应根据具体情况采用相应的灭火器材。

四、实验报告格式

中药化学实验报告的格式不是固定不变的，可以按实验的内容及要求进行适当调整。一般实验报告中除应标明专业、班级、实验组、姓名、实验时间外，还包括以下内容。

1. 题目

2. 目的及要求

3. 基本原理　主要的提取分离及结构鉴定原理。

4. 操作　以流程图表示，简明扼要，包括现象记录。

5. 鉴定　包括化学反应的试剂、现象及结论，色谱鉴定条件、结果及结论等。

6. 产品　产品颜色、晶形、质量、熔点，以及提取率等。

7. 讨论　包括实验过程中的主要注意事项、关键步骤、实验成败的原因及心得体会。

8. 思考题　可以根据老师的要求，回答各实验中的某些思考题。

　　实验报告要求字迹端正,图表清楚,叙述有条理。尽量做到既有观察而得的实验现象,又有说明和解释;既有实验数据,又有分析和结论;既有成败的经验教训,又有自己的实践体会,甚至有改进的建议。

第二章 实验操作基本技能考核

中药化学是一门专业性、实践性和应用性都很强的课程,实验教学是中药化学课程教学的重要组成部分。尤其是对药学、中药学类相关专业的学生而言,对其实践技能操作的要求更高,大多数院校对实验课与理论课的课时安排都达到1:1以上,非常注重学生实践动手技能的培养和训练。

中药化学实验涉及中药化学成分的提取、分离和鉴定的知识和方法,是学习后续专业课必不可少的基础。中药化学实验教学旨在通过实验操作,检验学生对中药化学理论知识的学习效果,加深学生对理论知识的理解和掌握;并通过实验技能训练,使学生熟练掌握中药化学基本操作技能,培养学生分析问题、解决问题的独立科研能力。

一、考核目的与要求

1. 考核目的 中药化学实验的考核目的在于督促检查学生的学习情况,提高学生对实验课学习的积极性,完成实验课程基本要求;增强学生对理论知识的理解、消化和吸收,培养学生分析问题、解决问题的能力。同时,为检查教学质量,改进教学内容和方法提供支撑,必须严格实验考核制度。

2. 考核要求 中药化学实验课的教学目标是要求学生熟练掌握中药化学实验基本原理、实验基本技能和实验综合设计的能力。因此,中药化学实验课程考核需采用全方位、多形式和综合性的多元考核评价方式,使之能反映学生实际实验操作技能和实验综合素质能力。同时,充分发挥考核评价的指导和引导作用,提高中药化学实验课教学效果和学生实验综合能力素质。

中药化学实验课考核一定要改变过去简单的考核方式,可根据实际情况,从中药化学实验技能、中药化学实验项目操作、综合性及设计性实验能力和平时综合能力素养四个方面,有针对性地选取和设计相关考核具体内容,要强化过程性考核的实施。根据实际,针对四个方面内容,采用灵活多样的考核方式,增加实验课过程性考核次数。

二、考核成绩的评定

结合中药化学实验课教学实际,充分体现对学生的实验综合技能和素质的考核,中药化学实验课程成绩的评定和权重划分可按以下四个方面和比例进行。

中药化学实验考核成绩包括:中药化学实验技能训练成绩评定(占30%),中药化学实验项目成绩评定(占30%),综合性及设计性实验项目成绩评定(占20%),平时综合素质成绩评定(占20%)。

三、考核内容

1. 中药化学实验技能训练成绩评定 中药化学实验技能训练考核,可采用过程性考核与终结性考核两种方式进行,考核形式分为实验知识问答、实验操作两种。考核内容可设计如下。

(1)基本技能训练考核,主要考核常用仪器的基本知识、实验原理、基本操作等,考察学生的实验操作习惯。

(2)提取与分离标准化操作考核,主要考核中药化学常用提取、分离仪器设备装置的规范使用。

2. 中药化学实验项目成绩评定 结合实际情况,有针对性地选取开设的实验项目,针对相应考核知识点和实践技能操作要点,进行过程性和终结性考核评定。考察学生的实验项目理论知识和实验技能操作掌握的水平,重点考察学生根据中药化学各类成分的性质,选取合适的提取、分离和鉴定方法的能力,考察学生对中药化学各类成分的理化鉴别、薄层色谱鉴别的规范化操作。

3. 综合性及设计性实验项目成绩评定 综合性及设计性实验,主要是根据给定的目标和任务,考核学生收集资料、查阅文献,运用所学知识提出实验思路、设计实验方案,有效实施实验,并对实验结果进行正确分析的基本能力,同时考核学生对综合性和设计性试验进行合理评价的能力。着重考核学生对整个中药化学实验课程的理解,以及对知识活学活用的综合能力。

4. 平时综合素质成绩评定 重点采用传统的考核内容与方式,主要以每次实验报告完成质量为成绩评定的重要依据。着重对每次实验的预习报告、实验项目实施的操作规范性和实验项目结果的分析总结三大方面进行考核评定。

平时综合素质成绩评定要注重以下几点。

(1)实验前预习环节的考核,重点根据实验预习报告撰写情况,就实验目的与要求、实验原理、实验仪器与试剂、实验基本流程等方面进行口试考核并评定成绩。

(2)实验操作过程的即时考核,要合理运用随机提问、抽查操作、示范操作等方式进行考核评定,提高学生在实验过程中的学习积极性和注意力。

(3)实验结果分析总结的考核,查看学生实验报告的分析总结与讨论部分,考核学生实验分析和解决问题的能力。

第三章 中药化学成分主要类型简介

一、糖类

糖类是自然界中广泛分布的一类重要的有机化合物。糖类物质根据能否被水解和相对分子质量的大小,可分为单糖类、低聚糖类和多聚糖类及其衍生物。单糖是多羟基醛或多羟基酮及其环状半缩醛或衍生物,如葡萄糖、半乳糖等,不能被水解,易溶于水,难溶于无水乙醇,不溶于苯等极性小的有机溶剂。低聚糖是由2～9个单糖通过糖苷键结合而成的直链或支链聚糖,通常分为二糖、三糖、四糖等,常见有蔗糖、麦芽糖、棉子糖等,易溶于水,难溶或不溶于乙醇。多聚糖又称多糖,由10个以上的单糖分子通过糖苷键聚合而成,一般无甜味,大多不溶于水或只能生成胶体溶液。

二、苷类

苷类是糖或糖的衍生物与非糖物质,通过糖的半缩醛或半缩酮羟基与非糖物质(又称苷元)脱水形成的一类化合物。多为无色、无臭晶体,能溶于甲醇、乙醇,难溶于乙醚或苯等。苷元大多难溶于水,易溶于有机溶剂。

三、醌类化合物

醌类化合物是中药中一类具有醌式结构的化学成分,在植物中分布广泛,以蒽醌及其衍生物最为常见,如大黄素、芦荟苷等。醌类化合物有一定的酸性,游离醌类多溶于乙醇、乙醚等有机溶剂,难溶于水。

四、苯丙素类化合物

苯丙素是天然存在的一类苯环与3个直链碳结合构成的化合物。一般具有苯酚结构,是酚性物质,其中香豆素和木脂素为其典型化合物类型。

1. 香豆素 又名香豆内酯,天然发现存在于黑香豆、香蛇鞭菊、野香荚兰和兰花中,具有新鲜干草香和香豆香。游离香豆素溶于沸水、甲醇、乙醇和乙醚;香豆素苷类溶于水、甲醇和乙醇。

2. 木脂素 木脂素属于一种植物雌激素,是一类由两分子苯丙素衍生物聚合而成的天然化合物,具有清除体内自由基、抗氧化的作用,多数呈游离状态,少数与糖结合成苷而存在于植物的木质部和树脂中。木脂素为亲脂性,难溶于水,易溶于有机溶剂。

五、黄酮类化合物

黄酮类化合物是一类存在于自然界的、具有 2-苯基色原酮结构的化合物,在植物中通常与糖结合成苷类,小部分以游离苷元的形式存在。游离态易溶于甲醇、乙醚等有机溶剂及稀碱溶液,苷类则易溶于水、甲醇等极性溶剂。

六、萜类化合物

凡由甲戊二羟酸衍生,且分子式符合 $(C_5H_8)_n$ 通式的衍生物为萜类化合物,可分为单萜、倍半萜、二萜等。单萜和倍半萜是挥发油的主要成分,在常温下可以挥发;二萜是形成树脂的主要物质。

七、挥发油

挥发油又称精油,主要是由萜类和芳香族化合物以及它们的含氧衍生物组成。挥发油常温下能挥发;能随水蒸气蒸馏,但不溶于水,可溶于大多数有机溶剂。

八、三萜类化合物

萜类化合物中,分子式符合 $(C_5H_8)_n$ 通式,且 $n=6$ 的衍生物即为三萜类化合物,以游离形式或与糖结合成苷或酯存在于植物中。三萜皂苷不易结晶,多数为白色或乳白色无定形粉末,一般可溶于水,易溶于热水,难溶于丙酮等有机溶剂;苷元大多有完好的结晶,不溶于水。三萜皂苷具有发泡性、溶血性和鱼毒性。

九、甾体类化合物

甾体类化合物是广泛存在于自然界中的一类天然化学成分,结构上都具有环戊烷骈多氢菲的基本骨架。甾体皂苷一般可溶于水,易溶于热水,难溶于石油醚等亲脂型溶剂,其水溶液与三萜皂苷类似,具有发泡性、溶血性和鱼毒性。

十、生物碱

生物碱是存在于自然界中的一种含氮的碱性有机化合物,是中草药中重要的有效成分之一,具有光学活性。生物碱具有环状结构,难溶于水,可与酸反应生成盐,大多有苦味,多呈无色结晶状,少数有色,如小檗碱。

十一、鞣质

鞣质又称单宁,是存在于植物中的一类结构复杂的多元酚类化合物。鞣质多存在于树木的树皮和果实中,有强吸湿性,不溶于乙醚等有机溶剂,但可溶于乙醚和乙醇的混合溶液,易溶于水、乙醇等。

第四章　中药化学成分研究常用的操作技术

一、中药化学成分研究常用的提取技术

(一)传统提取技术

1. 溶剂提取法　是实验室中应用最普遍的方法,该方法根据被提取成分的溶解度,选择合适的溶剂和方法提取中药成分。所选溶剂以对有效成分溶解度大,对杂质溶解度小为宜。提取原理为溶剂透过细胞膜进入药材内部,造成细胞内外的浓度差,溶剂溶解可溶性物质,溶剂渗透出细胞膜,从而达到分离目的。

常用溶剂可分为:亲水性有机溶剂、水、亲脂性有机溶剂。可根据所需提取成分的亲脂性和亲水性选择合适的溶剂。实验室中常用溶剂的极性大小顺序如下:水＞甲醇＞乙醇＞丙酮＞正丁醇＞乙酸乙酯＞乙醚＞三氯甲烷＞二氯甲烷＞苯＞四氯化碳＞石油醚。

提取成分不同,其极性也不同,根据相似相溶原理,选用合适的溶液,最大限度地将待提取成分从药材中提取出来。亲水性有效成分有:蛋白质、糖类、有机酸、生物碱等。亲脂性有效成分有:苷元、挥发油、树脂、油脂等。水可提取糖类、蛋白质、氨基酸和无机盐等水溶性成分;甲醇(或乙醇)可提取苷类、生物碱和有机酸类物质等;石油醚可提取油脂、挥发油类物质等。

具体提取方法如下。

(1)煎煮法。将中药材的粗粉与水混合,加热煮沸提取有效成分的方法称为煎煮法。此法可将中药材中的大部分成分不同程度地提取出来。此法简单易行,但煎煮出的杂质较多,一些受热易分解或有挥发性的成分不适宜用此法。此法在加热时需搅拌,以免局部受热使药材烧焦,且水煮后含糖药液黏度较大,增加过滤难度。

(2)浸渍法。将适量中药材粗粉放在合适的容器中,加入适宜的溶剂(常用乙醇或水)浸渍药材粗粉,使有效成分溶出的方法称为浸渍法。此法适用于受热易分解或挥发性成分的提取,但此法提取率较低,提取时间较长。用水做溶剂时,提取液易变质发霉,可适当加入一定量的防腐剂,防止变质发霉。

(3)渗漉法。将适量中药材放置在渗漉筒中,加入溶剂(常用水或乙醇),浸渍24~48h后,收集渗漉筒下口流出的渗漉液,并不断由渗漉筒上端补充新溶剂的方法称为渗漉法。此方法在渗漉过程中需不断添加新的溶剂,保证良好的提取浓度差,使药材中的有效成分充分浸出,提取效率高于浸渍法。

(4)回流提取法。利用回流装置,使用有机试剂为提取剂的方法称为回流提取法。利用有机溶剂提取时,为避免溶剂损失,减少有毒试剂对实验人员的危害,必须采用回流提取。此法的提取效率较渗漉法高,但受热易分解的成分不适用此方法。

(5)连续回流提取法。是实验室中使用有机试剂为提取剂时的常用方法。通常使用索氏提取器来完成连续回流提取操作。连续回流提取法所需提取剂的用量较少,提取率较高,操作简单,但受热易分解的成分不适用此法。

2. 水蒸气蒸馏法　适用于待提取的有效成分与水不反应、难溶于水或不易溶于水、能随水蒸气蒸馏而不被破坏的情况。此类有效成分需具有挥发性,在标准大气压下,将水加热至100℃时开始沸腾,该类有效成分随水蒸气蒸出,从而达到提取的目的。中药中的挥发油类成分常采用本方法提取。

3. 升华法　利用中药材中待提取成分的升华性质,将其提取出来的方法称为升华法。例如,在提取茶叶中的咖啡碱时常用升华法,因咖啡碱在178℃以上时升华且不被分解,可直接通过快速升温提取。此法虽简单,但实验室提取有效成分时很少使用,主要原因为升华温度一般较高,在高温条件下中药材易分解和碳化,不易精制除去,且升华不完全,产率较低。

(二)现代提取技术

1. 超声提取法　是利用超声波能够增强物质分子之间的运动频率,增加溶剂穿透细胞膜的效率,使有效成分更易溶出的原理,提高样品中有效成分的溶出效率,缩短提取时间的一种提取方法。超声提取的频率、温度及提取时间都对有效成分的提取率有较大影响。超声提取法具有提取速度快、提取率高、提取时间较短等优于传统提取法的特点,在中药有效成分的提取中应用越加广泛。

2. 微波提取法　又称微波辅助提取技术或微波萃取法,是一种利用微波提高中药材提取率的新型提取方法。微波使待提取成分的分子在电磁场中迅速转动并在排列过程中互相碰撞摩擦,有效地使待提取成分快速溶出。本法具有选择性高、反应时间短、溶剂消耗少、提取率高等特点,且可减少药材在提取过程中的凝聚和糊化现象。此法已在中药材的有效成分提取方面得到有效的应用。

3. 超临界流体萃取技术　所有物质均存在三态变化,即固、液、气三态,液态和气态相平衡的点称为临界点。临界点的温度和压力分别称为临界温度(T_c)和临界压力(P_c)。超临界状态是指高于临界温度和临界压力并接近临界点的状态。超临界流体常指在临界温度和临界压力以上,以流体的形式存在的物质,此种流体密度与液体相似,黏度与气体相近。超临界流体由于具有很大的扩散系数,因此对很多成分有很强的溶解能力。实验中常用的可作为超临界流体的物质有二氧化碳、乙烯、乙烷、丙烷等,其中最常用的是二氧化碳流体。二氧化碳的临界温度为31.4℃,比较接近室温,临界压力为7.37MPa,且二氧化碳流体具有较好的化学惰性,价格较便宜,是中药成分提取时常用的超临界流体。

超临界流体萃取技术是近年来兴起的新型分离技术。超临界流体萃取技术与传统中药的提取方法相比,具有提取效率较高、提取成分纯度较高、操作简单等特点,此法适用于提取热稳定性低、易挥发、易氧化、相对分子质量较小的脂溶性成分。用此法提取极性较大或相对分子质量较大的成分时,常加入甲醇、乙醇、丙酮、水等溶剂作为改良剂,其作用为增强流体的溶解性。如在分离人参、大黄等药材中的有效成分时,可加入乙醇或氨水作为改良剂。

超临界流体与待提取成分接触时,由于超临界流体的特殊性质,会对待提取成分进行选择性的溶解,其溶解能力与临界温度和临界压力的数值变化成正比。在提取过程中,通过增加压力,可使超临界流体选择性溶解某些化学成分;在接近临界点时,通过控制温度及压力可以达到萃取分离的目的。提取成分后,可通过调节温度及压力,使超临界流体变为普通气体,使被提取的物质析出,达到分离提纯的目的。此种提取方法利用了超临界流体的特殊性质,称为超临界流体萃取技术。以二氧化碳作为超临界流体提取某些化学成分时,提取质量与二氧化碳的临界温度、二氧化碳的临界压力、二氧化碳流体的含量、操作时间等多种因素相关,因此,具体实验操作时,需综合考虑以上因素。

此法的优点主要有:在提取过程中,实验温度接近室温,易于操作,能有效防止某些对热不稳定的成分在提取过程中被破坏;在提取过程中不使用有机试剂,萃取成分中无有机试剂残留,且避免了对实验人员的毒害及环境的污染;可以在提取过程中选择性加入改良剂,提取极性不同的化学成分,提取率较高。

4. 半仿生提取技术 是以生物药剂学原理、化学仿生原理及医学仿生原理为基础,将整体药物研究与分子药物研究相结合的一种提取方法。此方法以模拟口服药物经胃肠道环境运转为设计原理,主要目的是较完整地保留原药物中的有效成分。半仿生提取法主要以人工的肠及胃为基础,根据正交试验等实验方法,优选出最佳反应条件,如 pH、温度、反应时间、酶的浓度、反应物浓度等因素,并持续搅拌模拟胃肠道的蠕动,经过此过程提取出的成分一定包含有效成分。在具体实验过程中,需要根据所用到的生物药或植物药,依据具体情况,调整上述影响因素,达到提取有效成分的目的。

5. 酶法提取 主要利用酶反应具有的高度专一性等特点,利用不同的酶分解或水解植物药材的细胞壁,破坏细胞壁的结构,使有效成分充分溶解到溶剂中,从而达到提取细胞内有效成分的目的。实验中常用的酶有纤维素酶、果胶酶及复合酶等。如某些中药材中含有蛋白质,在利用传统提取法提取有效成分时,由于蛋白质在高温条件下易凝固,影响有效成分的提取效果,因此可在提取前加入可分解蛋白质的生物酶,将中药材中的蛋白质分解,提高有效成分的提取质量。生物酶在中药材提取中,可以破坏植物细胞壁的结构,大幅提高有效成分的提取率;在动物药提取过程中,也可以作为脱毛剂和激活剂;在完成提取实验后,亦可作为处理药渣的催化剂,避免不必要的资源浪费。

二、中药化学成分研究常用的分离纯化技术

(一)溶剂萃取法

溶剂萃取法主要利用中药材中化学成分在不同极性溶液中的溶解度不同,以达到分离纯化不同化学成分的目的。在实验中常利用极性从低到高的顺序分步提取不同极性的化学成分。常用溶剂的极性顺序为:水＞甲醇＞乙醇＞丙酮＞正丁醇＞乙酸乙酯＞乙醚＞三氯甲烷＞二氯甲烷＞苯＞四氯化碳＞石油醚。

最常用的溶剂萃取法是根据混合物中各组分在互不相溶的两相间的分配系数不同,达到分离目的的分离方法。萃取操作时,混合物中各组分的分配系数相差越大,分离效果越好。在利用溶剂萃取法时,常配合分液漏斗完成。将待分离物质的中药材浸膏加少量水分散后,放入分液漏斗中,同时在分液漏斗中加入水和与水不混溶的有机试剂,利用少量多次的原则进行萃取操作。如待分离成分为脂溶性成分,有机相可选用石油醚、三氯甲烷、乙醚等有机试剂;如待分离成分为亲水性成分,有机相则可选用正丁醇及乙酸乙酯作为萃取剂。

中药的某些有效成分可以在酸性或者碱性溶液中溶解,在提取分离时也可利用此性质。在分离过程中通过加入酸性溶液或者加入碱性溶液,调节溶液的 pH,有效成分可生成不溶物从酸性或碱性溶液中析出,从而达到分离的目的。例如在提取生物碱时,生物碱遇酸可生成盐

而溶于水,而后再加碱使溶液碱化,溶解的生物碱可重新生成游离生物碱从溶液中重新析出,达到分离提纯生物碱的目的。一般中药材的总提取物可分别用酸性和碱性溶液先后处理:碱性的有效成分常溶于酸性溶液中,酸性的有效成分常溶于碱性溶液中,而呈中性的有效成分一般既不溶于酸也不溶于碱。通过上述步骤,分别可得到酸性部分、碱性部分和中性部分,可继续利用 pH 梯度萃取法,分别根据上述酸性部分和碱性部分分别含有不同强度的酸性成分和碱性成分,进行进一步分离。

(二)结晶法

结晶过程指化合物由非晶状体经过结晶操作形成晶体的过程。第一次结晶的纯度一般不高,再重新进行一次结晶的过程称为重结晶。重结晶一般是物质纯化的最后一个操作步骤。结晶法主要利用混合物中各有效成分在溶剂中的溶解度不同,而达到分离的目的。重结晶操作所选用的溶剂是重结晶实验成功与否的关键。对溶剂的选择需满足:溶剂对被溶解的成分的溶解度随温度的升高和降低有明显变化;溶剂不能与被结晶的组分发生任何化学反应;溶剂的沸点适中,毒性较小。一般重结晶操作常用的有机溶剂包括乙醇、甲醇、丙酮、乙酸乙酯等。

(三)沉淀法

沉淀法是指在中药提取物中加入某些试剂,以降低中药中有效成分的溶解度,使有效成分从溶液中析出生成沉淀的一种方法。

中药材提取分离的过程中常用水作为提取剂,在水提液中加入乙醇溶液,使乙醇的含量达到 80% 以上,溶液中多糖、蛋白质和淀粉等成分在乙醇溶液中会作为沉淀析出,经过滤操作可被分离,达到有效成分与杂质成分分离的目的。中药中的多糖成分常采取水提醇沉法来提取。

中药材中的碱性成分可在酸性溶液中形成可溶性盐,而在碱性溶液中,碱性成分可从溶液中析出,可利用此性质分离中药材中的碱性成分。中药材的酸性成分可在碱性溶液中形成可溶性盐,而在酸性溶液中,酸性成分可从溶液中析出,可利用此性质分离中药材中的酸性成分。

专属试剂沉淀法是利用某些专属试剂可以选择性地与某类化学成分发生沉淀反应,从而达到成分分离的目的。专属试剂的选择主要根据中药材中有效成分的性质决定,如可用明胶作为专属沉淀剂沉淀鞣质类物质;雷氏铵盐与水溶性的生物碱可生成沉淀,可用此沉淀剂完成水溶性生物碱和其他生物碱的分离。在使用专属沉淀剂分离有效成分时,有效成分与沉淀剂生成的沉淀必须可以被其他溶剂还原成原化合物,保证提纯目的。

(四)透析法

透析法主要根据小分子物质分子较小,可以在溶液中透过半透膜,而大分子物质由于分子较大无法通过半透膜的原理,达到分离大分子和小分子物质的目的。由于透析膜的膜孔有大有小,透析膜的规格也较多,在利用透析法分离物质前,要根据被分离的成分的具体情况选择。如提纯中药材中的蛋白质、多糖等物质时,可用透析法先除去无机盐、单糖及双糖等杂质,之后继续分离精制。实验室中透析膜主要有动物性膜、蛋白质膜、羊皮纸膜,以及玻璃纸膜等。实验室多用玻璃纸膜或动物性半透膜,使用时将半透膜扎成袋状,外用尼龙网袋加以保护,将预透析的中药药品溶液小心加入透析膜中,再将透析膜悬挂于盛有清水的玻璃仪器中。在透析过程中,要及时更换清水,增加透析膜的内外浓度差,加快透析速度。

(五)分馏法

分馏法是利用混合组分中各组分的沸点不同而进行的分离方法。此法主要适用于液体混合物中不同组分的分离。分馏法通常可分为分子蒸馏法、减压分馏法和常压分馏法。在实验室中常用常压分馏法和减压分馏法。在分离中药复杂成分的实验中,此法常用于挥发油类物质和某些生物碱类物质的分离。此法适用于分离遇热化学性质稳定的物质,或混合组分中沸点相差较大的物质。

(六)色谱分离法

1. 薄层色谱法 是实验室中较为常用的一种色谱分析方法,即将吸附剂均匀地平铺在玻璃板上形成薄层,利用毛细管将待分离的混合物试剂点在薄层板上,将薄层板放置在展开缸中,利用极性合适的展开剂,使混合物中的不同组分由于吸附能力不同而被分离。薄层色谱法的操作步骤主要包括制板、活化、点样、展开、显色、计算比移值 R_f 及与标准品对照六步。

制板:在实验室制板时,常将一定量的硅胶 G 放入研钵,加入一定量的 0.5% 羧甲基纤维素钠水溶液(硅胶:黏合剂 CMC-Na≈1:2~1:3),混合成均匀的黏稠状溶液,再将其倒在玻璃板上并涂布均匀,在玻璃板上形成厚度均匀的硅胶层。水平放置,自然晾干。

活化:将自然晾干的硅胶板放于烘箱中,在 $105\sim110$℃中活化 $30\sim60min$。

点样:在距薄层板下端 $1.5\sim2cm$ 处用铅笔和格尺画一条直线,作为点样基线。用毛细管将待分离的样品及标准对照品溶液分别点在薄层板的基线上,样品点的直径应在 $2\sim3mm$,且不可重复点样,样品点之间的间隔应大于 $1\sim1.5cm$,自然风干。根据待分离组分极性的不同,选择合适的展开剂展开。

展开:在色谱缸中加入适量展开剂,并放入薄层板(不得浸入展开剂中),密封 $15\sim30min$,使内部达到液-气饱和状态。然后将硅胶板下端插入展开剂中,起始基线一定要高于展开剂,此时可观察到硅胶板被展开剂逐渐浸湿,开始展开过程。展开剂浸湿距离一般为 $15cm$ 以上,取出的硅胶板在溶剂前沿标记,吹干或自然晾干。

根据样品的性质选择合适的显色剂喷在薄层板上,进行显色操作,如有必要,可选择合适波长的紫外光显示显色斑点。将样品的显色斑点与标准样品的显色斑点进行对比,并计算 R_f 值。

2. 纸色谱法 是以色谱纸为载体,以色谱纸上所含水分或其他物质为固定相,根据被分离物质的性质,选用合适的展开剂进行成分展开的一种色谱分离法。纸色谱法分为点样、展开、显色、记录 R_f 值与标准品对比四个步骤。纸色谱法一般选择使用色谱滤纸,取合适直径的圆形色谱滤纸,将滤纸划分出几个合适的区间,滤纸不可以折叠,将此色谱滤纸中心处用圆规画出直径为 $1.5\sim2.0cm$ 的圆,作为点样的起始线。将此圆的中心打穿一小孔,将一个滤纸芯插入小孔中,滤纸芯的高度应低于培养皿合盖后的高度。

点样:用毛细管将样品及对照品溶液分别点在色谱滤纸的圆形起始线上,自然晾干并做好标记。样品点的直径应在 $2\sim3mm$,不宜过大也不宜过小。根据待测组分的极性及化学性质,选择合适的展开剂,注意展开剂要现配现用,以防影响展开效果。

展开:将适量选好的展开剂倒入培养皿中,培养皿盖好盖子,平放于实验台,静置 $5min$ 使培养皿内部达到饱和状态。然后将色谱滤纸小心地放在培养皿的下皿中,色谱滤纸水平,纸芯竖直插入展开剂中,马上盖好培养皿上盖。展开剂将沿纸芯向上浸湿色谱滤纸,当展开剂到达色谱滤纸后,将以圆形的湿斑慢慢向色谱滤纸四周扩展。在展开剂浸湿的位置接近色谱滤纸边缘时,马上将色谱滤纸从培养皿中取出,标记展开剂到达的溶剂前沿,自然晾干或吹干。

显色及结果:根据待分离物质的性质选择合适的显色剂,记录显色斑点的位置。如有必要,可选择合适波长的紫外光显示显色斑点。将样品的显色斑点与标准样品的显色斑点进行对比，并计算 R_f 值。

3. 柱色谱法　柱色谱法的分离原理、吸附剂的选择和洗脱剂的选择原理与薄层色谱法基本一致，柱色谱法和薄层色谱法都是实验室中常用的经典吸附色谱法。柱色谱法一般分为装柱、加样和洗脱三个步骤。柱色谱法在分离不同组分时，可将待分离的混合成分加入装有吸附剂的吸附柱中，根据待分离组分的性质，选择合适的洗脱剂，将不同成分依次分离出来。

装柱：装柱操作一般有湿法装柱和干法装柱两种。湿法装柱时，取适量 100～200 目硅胶加入适量的有机溶剂，使硅胶湿润完全且无气泡产生。将混合好的溶液加入色谱柱时，要注意打开色谱柱活塞，使硅胶自由下落缓慢下沉充满色谱柱，且硅胶柱中不能有气泡。加样前，液面高度要保持在 5～10mm。干法装柱时，取上述硅胶粉末，用漏斗直接缓慢倒入柱中，注意在倾倒时轻轻敲打色谱柱外壁，使硅胶紧实地堆积在色谱柱内。

加样：将待分离的组分与少量洗脱剂混合，制成少量溶液，然后将此溶液缓慢沿色谱柱内壁倾倒入色谱柱中，如果待测组分不溶于洗脱剂，则可用乙醇等挥发性溶剂溶解待测样品，然后缓慢倒入色谱柱。

洗脱：根据待分离组分的性质，选择合适的洗脱剂，将洗脱剂放在分液漏斗中，打开分液漏斗活塞，使洗脱剂匀速滴加在吸附剂上。此时打开色谱柱下端旋塞，收集洗脱液，控制洗脱剂的流出速度为 1～2 滴／s。在洗脱操作时，一般按照洗脱剂的极性由低到高的顺序进行洗脱，逐步增强洗脱剂的洗脱能力，达到使不同极性的组分分离的目的。

4. 聚酰胺色谱法　是以聚酰胺作为吸附剂的一种吸附色谱法。聚酰胺是一类通过酰胺键聚合形成的高分子化合物。使用聚酰胺作为固定相分离混合组分时，主要利用酰胺键可与酚类、羧酸类、醌类和硝基类化合物形成氢键，且随着待分离物质所含羟基数目的不同，形成氢键的吸附力也不同的原理达到分离的目的。也可利用这一原理将不能形成氢键的组分与能形成氢键的组分分离。此方法主要用于中药中黄酮类、蒽醌类、酚类、有机酸类等成分的分离。

例如，实验室中分离黄酮苷元和苷时，利用稀醇溶剂作为洗脱剂，黄酮苷先被洗脱，苷元后被洗脱；如果将洗脱剂换成三氯甲烷-甲醇这类非极性溶剂，苷元将比黄酮苷先被洗脱。这主要是因为聚酰胺分子中既有非极性的脂肪键，又有极性的酰胺基团，当极性较强的溶剂作为洗脱剂时，聚酰胺作为非极性固定相，所以黄酮苷先被洗脱。当用三氯甲烷-甲醇这类非极性溶剂作为流动相时，聚酰胺则作为极性固定相，苷元更易被先洗脱。聚酰胺在实验中常用于分离糖类、生物碱类、萜类等物质。

5. 大孔吸附树脂法　主要利用待分离物质与大孔吸附树脂的吸附能力不同达到分离的目的。大孔树脂是一类具有吸附性的、分子中有大孔结构的高分子化合物。大孔树脂表面的多孔结构特点，使其具有分子筛的作用原理，大孔树脂的吸附性主要源于分子间的范德华力。大孔吸附树脂常分为非极性、极性及中性三类。被分离物质极性越大，该物质的 R_f 值越大，反之 R_f 值越小。在实验室中利用大孔吸附树脂法分离不同成分时，将待分离的混合组分的水溶液通过大孔树脂柱后，依次用水、甲醇或乙醇洗脱，在使用甲醇或乙醇洗脱时，尽量采用由低到高的浓度顺序。经过洗脱，可将混合物分离成若干组分。

中药材的有效成分及有效部分的分离和富集操作常应用大孔吸附树脂法完成，主要由于该方法选择性较好、可进行再生处理、吸附速度较快等特点。

6. 凝胶过滤色谱法　是以凝胶作为固定相的液相色谱分析法。此方法的原理与分子筛的作用原理相似。凝胶是指具有较多空隙的立体网状结构的高分子物质，根据空隙大小不同其规格也不同,由于被分离的不同物质的分子大小不同,较小的分子可进入凝胶内部,而较大的分子则无法进入凝胶内部,只能通过凝胶分子之间的间隙流出凝胶过滤柱。大分子和小分子物质在凝胶过滤色谱柱中的移动的速率将出现较大的差异,分子较大的组分在色谱中保留的时间较短,能快速随流动相流出色谱柱;而分子较小的组分由于可进入凝胶分子内部,分子被凝胶分子滞留,在色谱柱中保留的时间较长。利用此原理可在凝胶色谱柱中达到分离分子大小不同的物质的目的。

实验室中常见的凝胶种类较多,以葡聚糖凝胶和羟丙基葡聚糖凝胶最为常用。葡聚糖凝胶(Sephadex G)是由葡聚糖和甘油基通过醚桥键($—O—CH_2—CHOH—CH_2O$)相互交联形成的多孔网状结构的物质,具有一定亲水性,可在水中溶胀,适用于分离水溶性的大分子物质。羟丙基葡聚糖凝胶既有亲水性又有亲脂性,此种凝胶不仅可应用于水溶液,也可应用于极性有机溶剂或其与水组成的混合溶剂,该凝胶适用范围更广。

第五章 中药生产企业常用的提取分离设备

提取是指利用适当的溶媒和方法,从原料药材中将可溶性有效成分浸出的过程,又称浸出或浸取。中药材所含成分很复杂,选择一种适当的提取分离方法是中药生产过程中重要的单元操作。中药提取过程就是将工艺设备原理、物料性能及操作方法有机结合的过程,其工艺方法、工艺流程和设备配置都将直接关系到中药的质量和临床效果。

一、常规提取设备

提取设备即用溶剂(水或其他溶媒)分离固体物料中有效组分的固-液萃取设备。在浸出药剂中,一般可根据生产规模、溶剂种类、药材性质、所制剂型及提取方法选择提取设备。

1. **煎煮设备** 将药材加水煎煮取汁的方法称为煎煮法。适用于有效成分能溶于水,对湿和热较稳定的药材。此法浸出的成分较为复杂,除有效组分外,部分脂溶性物质与杂质也在其中,给精制带来困难。要提高收率,减少有效成分的损失,操作工艺及过程非常重要,故应根据药材成分的硬度、质地、粉碎粒度、投料量及设备具体情况而定。在中药制剂生产中通常采用敞口倾斜式夹层锅和多功能提取罐等,多为不锈钢制成,采用蒸汽或高压蒸汽加热,既能缩短煎煮时间,也能较好地控制煎煮过程。在医院制剂室或中试生产中也可采用煎药浓缩机,它具有提取和浓缩两个功能,由组合式浓缩锅改造而成,具有提取时升温快,浓缩时消泡性好,操作时间短,设备利用率高,占地面积小,投资少等优点。

2. **渗漉设备** 渗漉法是将经过处理的药材粗粉置于渗漉器中,由上部连续加入溶剂,收集渗漉液提取成分的一种方法。渗漉器一般为圆筒形或圆锥形设备,上部有加料口,下部有出渣口,底部有筛板、筛网或滤布等支持药粉底层。圆锥形渗漉器适用于以水为溶剂或膨胀性大的药材;圆筒形渗漉器适用于以乙醇为溶剂或膨胀性小的药材。大型渗漉器还具有夹层,可通过蒸汽加热或冷冻盐水冷却,以达到浸出所需的温度,并能进行常压、加压及强制循环渗漉操作。大量生产时常用的设备有连续热渗漉器和多级逆流渗漉器等。

3. **连续提取器** 主要包括两种类型的提取器,其中一种是 U 形螺旋式提取器。药材自加料斗进入进料管,由螺旋输送机经水平管推向出料管,溶剂由相反方向逆流而来,将有效成分浸出,在浸出液出口处收集浸出液,药渣则被自动送出管外。U 形螺旋式提取器属于密闭系统,适用于挥发性有机溶剂的提取操作,加料卸料均自动连续操作,劳动强度低,浸出效率高。另外一种是平转式连续逆流提取器,也常用于常温或加温渗漉,水或醇提取。该设备对药材的粉碎粒度无特殊要求,目前在我国浸出制剂及油脂工业使用较为广泛。

4. **热回流循环提取浓缩机** 热回流提取技术是近几年发展起来的一种新的提取技术。热回流循环提取浓缩机是一种新型动态提取浓缩机组,集合热回流提取、渗漉法提取、索氏提取的原理,结合外循环浓缩技术,把提取与浓缩置于一套设备内,提取、浓缩同步进行,简化了工艺,缩短了生产时间,节约了能源,属于全封闭连续循环动态提取装置。该设备主要用于以水、乙醇及其他有机溶液为溶剂提取药材中的有效成分,浸出液的浓缩以及有机溶剂的回收。热回流提取机组由于提取过程溶媒用量少,浓缩过程溶媒损失少,极大地节省了溶媒的消耗量(可节省30%以上)。

提取过程中在提取罐内创造最大的浓度差,可以获得较好的提取效果,特别是使用有机溶媒提取时,可以更充分地体现热回流提取机组的优点。此设备的缺点是,在提取过程中,提取罐内的溶媒浓度不断降低,在提高对有效成分的提取效率的同时,提取的杂质也增加。热回流提取机组对操作人员的操作技术和经验要求高,要求操作人员不但要了解工艺原理、设备性能,还要有一定的实践经验。在操作过程中如果未合理协调提取罐、浓缩罐、冷凝器三者之间的温度差、压力差,不仅会影响提取、回流效果,还会造成能源和有机溶媒的损失。另外,热回流提取机组不适用于以水为溶媒提取对热不稳定的中药成分。

5. 多功能提取罐　近年来,许多中药厂采用多功能提取罐作为浸出设备,多功能提取罐为夹套压力容器,其结构多种多样。可用于中药材水提取、醇提取、挥发油提取,以及回收药渣中的溶剂等,可使用常压、减压、加压浸出,以及水煎、温浸、渗漉、强制循环等提取方式进行中药材的提取。此设备的优点是操作简便、工艺应用灵活、消耗热量少、节约能耗、生产效率高,可根据工艺需要同其他设备进行不同的组合,特别适合对植物茎叶类中药材的短时间提取。因为用途广,工艺适应性较强,所以称多功能提取罐。缺点是提取过程要分几次完成,溶媒消耗量大,提取时间长。

根据索氏提取原理加工改进的多功能提取罐较为常用,可常压使用,也可负压操作,既可采用强制循环以缩短时间,也可加热回流提取,适用于煎煮、浸渍及渗漉工艺。此设备的特点是以动力搅拌(机械力或气力)促使物料在罐内处于流动状态,改变药材界面处的浓度差,有利于细胞组织及有效成分自内向外渗透扩散,提高渗出率。

多功能提取罐按提取方法分为静态多功能提取罐和动态多功能提取罐。静态多功能提取罐有正锥式、斜锥式、直筒式三种,前两种设有气缸驱动的提升装置,小容积罐的下部采用正锥形,大容积罐采用斜锥形以利出渣。直筒形提取罐多用于渗漉组逆流提取,以及醇提取、水提取等。动态多功能提取罐带有搅拌装置,分为桨式搅拌和搅笼式搅拌两种。搅拌过程降低了物料周围溶质的浓度,增加了扩散推动力。搅笼式搅拌设备底部设有直通蒸汽反冲口,消除了设备底部的加热死角,增大了加热面积,提高了浸出效果。

二、微波提取设备

微波提取设备是在传统有机溶媒萃取的基础上加以微波辅助的萃取设备。其特点是可以选择性地对一种或几种组分进行加热,使目标组分直接从基体分离,而不改变周围环境的温度,因此可在同一装置中采用两种或以上萃取剂,分别抽提或分离所需成分。此设备最大的优点是可提高目标成分的纯度,改善产品的质量,溶媒可循环回收利用,利于环境保护。操作过程中要注意控制的主要参数:萃取溶剂、萃取功率和萃取时间。

三、超声波提取设备

超声波提取设备是一种利用超声波的空化作用加速植物有效成分浸出的萃取设备。其特点是将超声波的热效应、机械作用、空化作用相互关联,可通过控制超声波的频率与强度,突出其中某一作用,减小或避免另一作用,从而达到提高有效成分提取率的目的。此设备最大的优点是提取时间短、温度低、收率高,可为大型生产提供合理化的生产工艺、流程及参数。

四、超临界萃取设备

超临界萃取设备可利用萃取剂在超临界状态下对物料进行萃取。超临界萃取兼具精馏和液-液萃取的特点。溶质的蒸汽压、极性及相对分子质量大小是影响溶质在超临界流体中溶解度的重要因素,在萃取过程中,超临界萃取设备可使被分离物质间挥发度和分子间亲和力的差异同时起作用,因此有萃取速度快、效率高、能耗低、溶剂易于分离和回收,节约溶剂,利于环境保护等优点,特别适合于热敏性物质的分离。使用中要特别注意超临界萃取剂的超临界参数,如临界温度、临界压力、临界密度。根据溶质的极性与非极性,适用范围也有所不同。

五、膜提取分离技术

膜提取分离技术是指在分子水平上不同粒径分子的混合物,在通过半透膜时,实现选择性分离的技术。半透膜又称分离膜,膜壁布满小孔,根据孔径大小可以分为微滤膜(MF)、超滤膜(UF)、纳滤膜(NF)、反渗透膜(RO)等,膜分离都采用错流过滤方式。膜提取分离技术为近几十年来发展起来的新分离技术,其基本原理是利用被分离物质间的分子大小差异达到分离目的。在中药应用方面主要用于滤除细菌、微粒、大分子杂质等。该工艺可在常温下进行,无形态和化学变化,选择性和适应性良好,且能耗低,特别适用于热敏性物质,如抗生素、蛋白质等的分离与浓缩。

六、中药絮凝分离技术

中药絮凝分离技术是将絮凝剂加入中药的水提液中,通过絮凝剂的吸附、架桥、絮凝作用,以及无机盐电解质微粒中和表面电荷而产生的凝聚作用,使溶液中的微小胶体、颗粒及悬浮物形成絮团沉降并分离的技术。中小企业在中药提取时普遍采用水提醇沉法作为去除杂质的分离手段。醇沉过程对某些药效成分的损失严重,难以保证制剂的有效性。絮凝分离技术与之相比则具有成本低、操作安全简单、分离效果好的特点。絮凝剂有鞣酸、明胶、蛋清、ZTC澄清剂、壳聚糖等,应用最广泛的是壳聚糖澄清剂。

中　篇

中药化学实验基本技能
训练及实验项目

第六章 中药化学实验基本技能训练

实验一 渗漉提取法的操作

【实验目的】

(1)掌握渗漉装置的安装及操作。

(2)掌握渗漉提取法的适用范围。

【实验原理】

渗漉法是将药材粗粉置于渗漉装置(图 6-1)中,由上部连续加入溶剂,使之渗过药材粉末,自上而下匀速流动,渗透浸出中药有效成分的一种提取方法。因溶剂一直处于动态过程,即溶剂相对药粉流动浸出,造成了一定的浓度差,所以中药有效成分可以较好地扩散进入溶剂。此种方法属于动态提取方法,其提取效率较浸渍法高。

渗漉提取法的操作

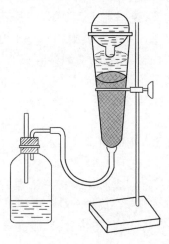

图 6-1 渗漉装置

本法可在常温下进行,适用于对热不稳定的化学成分的提取,也可用于贵重药材、毒性药材,以及制备高浓度制剂,或有效成分含量较低的药材的提取。不适用于新鲜的及易膨胀的药材、无组织结构的药材。此法的缺点是溶剂消耗量大、提取时间长。

渗漉提取法通常采用不同浓度的乙醇为提取溶剂,故应防止溶剂挥发损失。提取某些具有酸性或碱性的成分时,也可采用酸性或碱性溶剂。因渗漉过程所需时间较长,故不宜以水作为溶剂,特别是在室温较高的情况下,以水为溶剂进行渗漉时,药材易发酵变质,可加入适量三氯甲烷加以改善。

【仪器与试剂】

渗漉筒、粉碎机、玻璃棒、烧杯、量筒、锥形瓶、铁架台、止水夹、脱脂棉、滤纸、药材粗粉、乙醇等。

【实验内容】

1. **粉碎** 药材的粉碎度应适宜,以利于溶剂进入药材内部,一般以粗粉或最粗粉为宜。过细则易堵塞而不利于溶剂流动;过粗则不易压紧,溶剂消耗量大,浸出效果较差。将药材粉碎至约 50 目为宜。

2. **浸润** 药粉应先用适量浸提溶剂润湿,使之充分膨胀,避免药粉在渗漉筒中膨胀而造成堵塞。具体可根据药粉性质,用规定量的溶剂润湿(一般每 1kg 药粉使用 600～800ml 溶剂),密闭放置 15min～6h,使药粉充分膨胀。

3. **装筒** 取适量脱脂棉,用相同溶剂湿润后垫在渗漉筒底部。将渗漉筒固定在铁架台上,调节合适高度以方便接收渗漉液。将已润湿膨胀的药粉分次装入渗漉筒,确保松紧适宜,并均匀压平。药粉的装入量一般以不超过渗漉筒容积的 2/3 为宜。药面上部用滤纸或纱布覆盖,并加少量重物,防止加入溶剂时药粉浮起。

4. **排气** 打开渗漉筒出口的活塞,在药粉上部缓缓添加适量溶剂,至渗漉液从出口流出,使药粉间隙中的空气受压由下口排出。待气体排尽后,关闭渗漉液出口。

5. **浸渍** 将排气时流出的渗漉液倒回筒内,继续添加溶剂,使液面高出药粉。浸渍时间一般为 24～48h,以确保溶剂充分渗透扩散。

6. **渗漉** 打开出口接收渗漉液,控制流速。根据《中国药典》2015 年版规定,渗漉液流出速度以每 1000g 药材每分钟流出 1～3ml 为慢漉,3～5ml 为快漉。实验室通常控制流速为 2～5ml/min。大量生产时,每小时漉出液约为渗漉器容积的 1/48～1/24 为宜。

7. **收集** 一般收集的渗漉液量约为药材质量的 8～10 倍,或取少量渗漉液置于试管中,根据有效成分的化学定性鉴别试验,判断是否渗漉完全。

【思考题】

比较浸渍法与渗漉法的特点及适用范围。

【附注】

(1)大量渗漉药材时,也可将药材切成薄片或 0.5cm 左右的小段。

(2)装筒时药粉的松紧及压力是否均匀,都会对浸出效果产生极大影响。装筒时药粉过紧会堵塞出口,溶剂不易通过,无法进行渗漉;药粉过松,则会导致溶剂很快流过药粉,也会造成浸出不完全,且会增加溶剂的消耗量。因此装筒时,要分多次一层一层地装入药粉,每装一层,可以用木槌将药粉均匀压平,避免药粉过松或过紧。

(3)在渗漉提取中应始终保持溶剂完全浸没药材,否则药粉可能出现干涸开裂现象,再加入溶剂时会从裂隙间流过而影响浸出。

(4)当渗漉液中检查不出提取成分或低于要求时,即可认为提取结束。

(5)用渗漉法制备流浸膏时,先收集药物量 85% 的初漉液另器保存,续漉液低温浓缩后与初滤液合并,调整至规定标准;用渗漉法制备酊剂等浓度较低的浸出制剂时,则不需要另器保存初滤液,可直接收集相当于欲制备量的 3/4 的渗漉液,即停止渗漉,压榨药渣,将压榨液与渗漉液合并,添加乙醇至规定浓度与容量后,静置、过滤即得。

【实验报告】

渗漉提取法的操作实验报告

班级_____　姓名_____　学号_____　实验时间_____　成绩_____

1. 实验目的
2. 实验原理
3. 渗漉提取法的操作流程
4. 渗漉提取法的装置示意图
5. 思考题
6. 实验小结与讨论
7. 教师评语

教师签字_____

年　月　日

实验二　连续回流提取法的操作

【实验目的】

(1)掌握连续回流提取法所用索氏提取器的各部分组成名称及原理。

(2)掌握索氏提取器的规范操作。

(3)掌握利用索氏提取器提取中药化学成分的操作过程。

(4)掌握连续回流提取法的特点及应用。

【实验原理】

连续回流提取法是在普通回流提取法的基础上的改进。本法利用少量的溶剂进行连续循环回流提取,从而充分将药材中的化学成分浸出完全。

本法在实验室常用的装置为索氏提取器,又称沙氏提取器、脂肪抽取器、脂肪抽出器等。提取原理是虹吸作用。仪器由圆底烧瓶、提取管、冷凝管三部分组成,提取管部分包括溶剂蒸气上升管和虹吸管,实验装置见图 6-2。

连续回流提取法的优点是溶剂消耗量小,操作较简单,提取成分较完全,提取效率高。由于浸出液受热时间长,因此不适用于提取挥发性及不稳定的物质。对于脂溶性成分或药量较小时,可以利用此种方法进行提取。一般使用挥发性有机溶剂提取中草药有效成分时,不论小型实验还是大型生产,均以连续回流提取法为宜。

【仪器与试剂】

索氏提取器、滤纸、铁架台、铁夹、双顶丝、水浴锅、玻璃漏斗、玻璃棒、沸石、乳胶管、药材粉末、95％乙醇等。

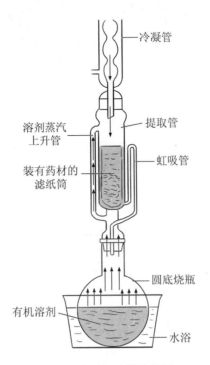

溶剂蒸汽上升管

提取管

装有药材的滤纸筒

虹吸管

圆底烧瓶

有机溶剂

冷凝管

水浴

图 6-2　索氏提取器的装置

【实验内容】

1. 包样　取一张方形定性滤纸,折叠成长筒,高度可以高出索氏提取器的虹吸管 1~2cm,底端用大头针固定。将称量好的药材粉末倒入滤纸筒中,药粉的高度不可超过虹吸管,注意防止粉末渗漏。亦可直接将药材粉末用一张大小适中的滤纸包好,使用棉线捆扎加以固定,能够更好地防止粉末渗漏。

连续回流提取装置的操作

2. 安装　连接装置的顺序是由下至上。将几粒沸石装入圆底烧瓶中,以防加热过程中溶剂暴沸。将圆底烧瓶调整至适当的高度,放入水浴锅中,并通过双顶丝固定在铁架台上,注意双顶丝凹陷处必须向上。安装提取管及冷凝管,注意冷凝管需要用铁夹固定于铁架台上,同时要保证两处铁夹位于铁架台同侧,且铁夹旋钮位于同侧。安装乳胶管,冷凝管的下口进水,上口出水。检查装置是否规范,各部分连接处是否严密,不能漏气,最后通入冷凝水。

3. 加入溶剂　可从冷凝管上口处加入有机溶剂,当溶剂液面的高度到达虹吸管顶端时,发生虹吸作用,溶剂从虹吸管流入烧瓶中,完成一次虹吸;断续加入溶剂至足够量。亦可直接在圆底烧瓶中加入适量的溶剂。

4. 连续回流提取　烧瓶内溶剂经加热气化,沿着溶剂蒸汽上升管进入冷凝管,凝成液滴滴入提取管内,接触药材开始进行浸提。溶剂液面高于虹吸管上端时,浸出液发生虹吸流入烧瓶。溶剂继续被加热汽化、上升、冷凝,然后滴入提取管内,如此循环往复,直到抽提完全为止。发生最后一次虹吸后,先关闭电源,待冷凝管下端没有液体滴回索氏提取器时再关闭冷凝水。

5. **拆卸装置**　拆装置的顺序应该是由上至下。

6. **分离药液与药渣**　将索氏提取器中的药渣倒掉,将圆底烧瓶中的药液倒出即得到总提取液。

【思考题】

比较普通回流提取法与连续回流提取法的区别。

【附注】

(1)连续回流提取一般需 4～10h 提取完全。

(2)加热的温度根据所用溶剂的沸点而定。可以参考冷凝管内液滴的流速,判断加热温度是否适宜,一般以流速 1 滴/s 为宜。

【实验报告】

连续回流提取法的操作实验报告

班级_____　姓名_____　学号_____　实验时间_____　成绩_____

1. 实验目的

2. 实验原理

3. 连续回流提取法的操作流程

4. 思考题

5. 实验小结与讨论

6. 教师评语

教师签字_____

年　月　日

实验三　挥发油提取装置的操作

【实验目的】

(1)掌握挥发油提取装置(图 6-3)的操作。

(2)掌握药材中挥发油含量测定的方法。

【实验原理】

药材中的挥发油受热随水蒸气蒸馏出来,遇冷由气体变为液体,可以借助挥发油与水分层的性质测量出其体积,即可计算挥发油的含量。

挥发油提取装置的操作

【仪器与试剂】

如图 6-3,A 为 1000ml(或 500ml、2000ml)的硬质圆底烧瓶,上接挥发油测定器 B,B 的上端连接回流冷凝管 C。以上各部均用玻璃磨口连接。挥发油测定器 B 的刻度精确至 0.1ml。整个装置应充分洗净,并检查接合部分是否严密,以防挥发油逸出。

【实验内容】

挥发油有两种测定方法。甲法适用于测定相对密度在 1.0 以下的挥发油,乙法适用于测定相对密度在 1.0 以上的挥发油。大部分挥发油的相对密度在 1.0 以下,选择甲法。

取药材粉末适量(相当于含挥发油 0.5～1.0ml),称定质量(精确至 0.01g),置烧瓶中,加入 300～500ml(或适量)水与玻璃珠数粒,振摇混合后,连接挥发油测定器与回流冷凝管。自冷凝管上端加水,至充满挥发油测定器的刻度部分,并溢流入烧瓶为止。置于电热套中或用其他适宜方法缓缓加热至沸腾,并保持微沸约 5h。挥发油测定器中油量不再增加时,停止加热。放置片刻后开启挥发油测定器下端的活塞,将水缓缓放出,至油层上端到达 0 刻度线上 5mm 处为止。放置 1h 以上,再开启活塞使油层下降至其上端恰与 0 刻度线平齐,读取挥发油量,并计算供试品的挥发油的含量(%)。

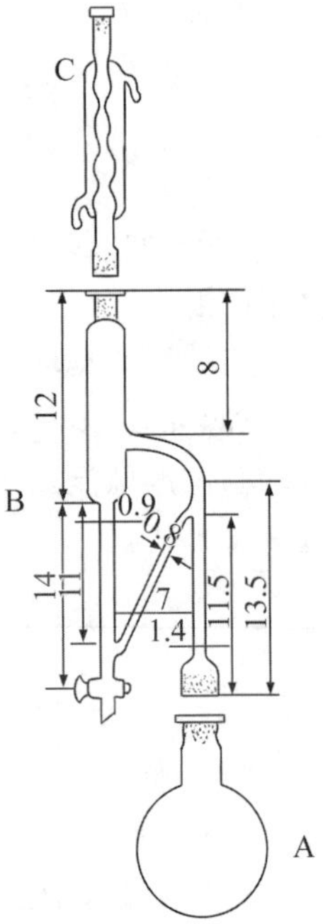

挥发油的含量(%)＝V/m×100%

式中,V 为挥发油的体积,ml;m 为实验用药材粉末的质量,g。

【思考题】
为什么称取相当于含挥发油 0.5～1.0ml 的量的药材粉末?

【附注】
(1)装置中挥发油测定器的支管分岔处应与基准线平行。
(2)药材须粉碎至能通过 2 号至 3 号筛,并混合均匀。

图 6-3 挥发油提取装置

【实验报告】

挥发油提取装置的操作实验报告

班级_____ 姓名_____ 学号_____ 实验时间_____ 成绩_____

1. 实验目的
2. 实验原理
3. 提取挥发油的操作流程
4. 思考题
5. 实验小结与讨论
6. 教师评语

教师签字_____
年　月　日

实验四　溶剂浓缩装置的操作

【实验目的】
(1)掌握旋转蒸发器的各部分组成及原理。
(2)掌握旋转蒸发器的安装操作规范。
(3)掌握利用旋转蒸发器浓缩中药中有效成分的操作过程。

【实验原理】

旋转蒸发器(图6-4)主要用于在减压条件下连续蒸馏大量易挥发性溶剂。尤其适用于对萃取液的浓缩和色谱分离时接收液的蒸馏,可以分离和纯化反应产物。旋转蒸发器的基本原理是减压蒸馏,即在减压情况下,当溶剂蒸馏时,蒸馏烧瓶在连续转动。

结构:蒸馏烧瓶可以是一个带有标准磨口接口的梨形或圆底烧瓶,通过一个高度回流蛇形冷凝管,与减压泵相连,回流冷凝管另一开口与带有磨口的接液烧瓶相连,用于接收被蒸发的有机溶剂。在冷凝管与减压泵之间有一个三通活塞,当体系与大气相通时,可以将蒸馏烧瓶、接液烧瓶取下,转移溶剂,当体系与减压泵相通时,则体系处于减压状态。

使用时,应先减压,再打开电动机转动蒸馏烧瓶;结束时,应先停机,再通大气,以防蒸馏烧瓶在转动中脱落。作为蒸馏的热源,常配有相应的恒温水槽。

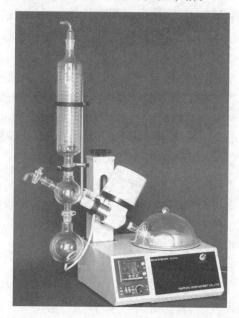

图6-4　旋转蒸发器

【仪器与试剂】

梨形瓶、冷凝管、夹子、旋转蒸发器主机、水浴锅、冷凝管、减压阀、抽滤泵、操作面板、待浓缩中药提取液、升降台。

【实验内容】

(1)打开冷凝装置(冷凝水或低温循环水浴)。

(2)打开水浴锅,调整温度。

(3)打开真空泵的循环水,开启真空泵。

(4)关闭放气旋钮。

(5)装上旋转瓶,调整水浴锅的高度。

注意:装上旋转瓶后不要立即松手,待瓶内达到一定负压后再松手,以免旋转瓶掉落;调整水浴锅高度,使旋转瓶的重力与其所受的浮力相平衡,避免旋转轴因承受过大的力而折断。

溶剂浓缩装置的操作

(6)真空度≥0.04MPa时,打开旋转按钮,调整转速。

(7)旋转蒸发结束后,关闭旋转按钮,打开放气旋钮,降低水浴锅,拆下旋转瓶。

(8)处理蒸出的溶剂。

(9)关闭水浴锅电源。

(10)关闭冷凝装置。

(11)如真空泵无其他人使用,则关闭真空泵及其循环水。

(12)低温冷却液循环泵。

开启:①打开"电源"开关;②打开"循环"开关;③打开"制冷"开关。

关闭:①关闭"制冷"开关;②关闭"循环"开关;③关闭"电源"开关。

【附注】

(1)安装接口部分要加少量凡士林,避免抽真空时,接口部分漏气。要求使用真空硅质油,普通凡士林在真空压力大时容易黏结而导致旋转蒸发结束后无法拆下。瓶内的液面宜低于水浴加热液面,以免中轴受损。

(2)在开始旋转蒸发前,应先调整好盛装样品的梨形瓶、水浴锅和旋转蒸发器端口的角度,然后再将样品装入梨形瓶,防止在仪器安装时对样品的损耗和对旋转蒸发器端口的损害。

(3)在盛装样品的梨形瓶顺利与旋转蒸发器端口连接好后,应先打开旋转按钮,检查是否旋转灵活,察看待旋转蒸发的样品是否全部或大部分浸没于水浴锅的液面内,以保证旋转蒸发的效率。

(4)梨形瓶内溶剂一般不能超过梨形瓶的50%,否则在减压时会出现倒吸。

(5)根据溶剂设定加热温度,一般溶剂沸点为80℃,可以设定加热温度为50～55℃。

(6)一般先打开冷却装置再加热,防止溶剂挥发。

(7)回收溶剂瓶一定要用升降台支撑,防止回收溶剂瓶掉落。

(8)减压过程中要调整好水浴锅内水的温度,使其与所旋转蒸发样品的沸点相适应,可以从回流管的回流液状态看出,当回流液呈滴状而非水流时最佳。

(9)使用过程中必须有人在场,暴沸时及时进行减压操作。

(10)在旋转蒸发接近结束时,应先打开通气阀门,使旋转蒸发器内外压强一致,然后关闭旋转开关,取下梨形瓶。

【实验报告】

溶剂浓缩装置的操作实验报告

班级_____ 姓名_____ 学号_____ 实验时间_____ 成绩_____

1. 实验目的
2. 实验原理
3. 溶剂浓缩装置的操作流程
4. 思考题
5. 实验小结与讨论
6. 教师评语

教师签字_____

年 月 日

实验五 硅胶吸附薄层色谱法的操作

【实验目的】

掌握硅胶吸附薄层色谱法的操作方法。

【实验原理】

硅胶吸附薄层色谱法是常用的检测中药化学成分的方法之一,利用吸附剂和展开剂对不同化合物的吸附能力和解吸附能力的不同而达到分离效果。

【仪器与试剂】

毛细管、铅笔、尺子、展开缸、对照品溶液、样品溶液、硅胶薄层板、有机溶剂、显色剂、量筒、移液管。

【实验内容】

1. **点样** 除另有规定外,在洁净干燥的环境,用专用毛细管或配合相应的半自动、自动点样器械点样于硅胶薄层板上,一般为圆点状,点样基线距底边 10～15mm。样品点直径一般不大于 4mm;点样时注意勿损伤薄层表面,点间距离可视扩散情况以相邻样品点互不干扰为宜,一般不小于 8mm。

硅胶吸附薄层色谱法
的操作

2. **展开** 将点好样品的硅胶薄层板放入展开缸,浸入展开剂的深度为距原点 5mm 为宜,密闭。除另有规定外,一般上行展开 8～15cm。溶剂前沿达到规定的展距,取出硅胶薄层板,晾干,待检测。

展开前如需要溶剂蒸气预平衡,可在展开缸中加入适量的展开剂,密闭,一般放置 15～30min。溶剂蒸气预平衡后,应迅速放入已点样的硅胶薄层板,立即密闭,展开。如需使展开缸达到溶剂蒸气饱和的状态,则需在展开缸的内侧贴与展开缸等高、等宽的滤纸,一端浸入展开剂中,密闭一定时间,达到饱和再展开。必要时,可进行二次展开或双向展开,进行第二次展开前,硅胶薄层板残留的展开剂应完全挥干。

3. **显色与检视** 有颜色的物质可在可见光下检视,无色物质可用喷雾法或浸渍法,使用适宜的显色剂显色,或加热显色,然后在可见光下检视。荧光物质或显色后可激发荧光的物质可在 365nm 或 254nm 紫外光下观察荧光斑点。对于可吸收紫外光的成分,可用带有荧光剂的硅胶板(如硅胶 GF_{254} 板),在 254nm 紫外光下观察荧光板面上的荧光物质猝灭形成的色谱。

4. **记录** 薄层色谱图像一般可采用摄像设备拍摄,以光学照片或电子图像的形式保存。也可用薄层扫描仪扫描,或其他适宜的方式记录相应的色谱图。

5. **计算比移值(R_f)**

【思考题】

点样时所需样品为什么不能一次性点完,而是分多次进行点样?

【附注】

(1)硅胶薄层板应小心取放,注意不要受污染、刮蹭。

(2)样品的点样量要合适,浓度过小则展开后不易观察;浓度过大或样品点直径过大则可能出现拖尾现象。如果样品溶液的浓度较低,可用毛细管反复在点样处多点几次。

(3)一定要选择合适的展开剂,否则样品展开分离效果差。

【实验报告】

硅胶吸附薄层色谱法的操作实验报告

班级_____ 姓名_____ 学号_____ 实验时间_____ 成绩_____

1. 实验目的

2. 实验原理

3. 硅胶吸附薄层色谱法的操作过程

4. 思考题

5. 实验小结与讨论

6. 教师评语

教师签字_____
年　月　日

实验六　纸色谱法的操作

【实验目的】

(1)掌握纸色谱法的原理。

(2)掌握纸色谱法的操作规范。

(3)掌握利用纸色谱法鉴别中药成分的操作过程。

【实验原理】

纸色谱(或纸层析)法依据极性相似相溶原理,以滤纸纤维的结合水为固定相,以有机溶剂作为流动相。由于试样溶液中各物质的分配系数不同,则扩散速度不同,从而达到分离的目的。

试样溶液经层析后可用比移值(R_f)表示各组成成分的位置(比移值＝原点中心至色谱斑点中心的距离与原点中心至流动相前沿的距离之比)。由于影响比移值的因素较多,因此一般采用在相同实验条件下与对照物品对比的方法以确定其异同。单体鉴别时,试样所显主色谱斑点的颜色(或荧光)与位置,应与对照品(标准品)所显的主色谱斑点或试样与对照品1∶1混合液所显的主色谱斑点相同。质量指标(纯度)检查时,可取一定量的试样,经展开后,按各单体的规定,检视其所显杂质色谱斑点的个数或呈色(或荧光)的强度。含量测定时,可将色谱斑点剪下洗脱后,再用适宜的方法测定,也可用色谱扫描仪测定。实验操作示意图见图6-5。

纸色谱法的操作

【仪器与试剂】

薄层色谱专用纸、点样毛细管、展开缸、尺、铅笔、圆规、表面皿、对照品溶液、试样溶液。

【实验内容】

1. 点样　纸色谱法的点样方法与硅胶吸附薄层色谱法基本相似,点样量一般为几毫克至

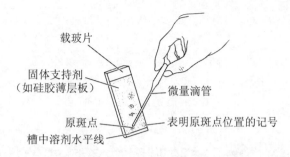

图 6-5　纸色谱法的操作

几十毫克,若点样量大,因试样在滤纸上先溶解再分配,则点样的圆点也宜大些。

2. 展开　纸色谱法展开的器具一般有点样毛细管、展开缸等,常用上行法展开。

3. 显色　展开结束后,先在日光或紫外光下观察有无颜色或荧光斑点,标记其位置,然后再根据所需检查成分喷洒相应的显色剂,显色后再定位。

4. 计算比移值(R_f)　影响比移值的因素较多,一般采用在相同实验条件下与对照物质对比的方式,以确定其异同。

【思考题】

实验时,能否用手指直接拿取滤纸条中部,对实验结果有何影响?

【附注】

(1)通常定性用较薄的滤纸,较厚的滤纸则供制备用。

(2)所用滤纸应质地均匀平整,具有一定的机械强度,必须不含影响色谱效果的杂质,也不能与显色剂起作用,以免影响分离和鉴别效果,必要时可特殊处理后再使用。

(3)点样不宜太集中。若与对照品对照,二者点样量最好大致相当。

(4)展开可选择上行、下行、径向、单向二次展开、双向或多次展开等方式。

【实验报告】

纸色谱法的操作实验报告

班级_____　姓名_____　学号_____　实验时间_____　成绩_____

1. 实验目的

2. 实验原理

3. 纸色谱法的操作流程

4. 色谱鉴定结果(表 6-1)

表 6-1　色谱鉴定结果

	对照品溶液	试样溶液
斑点颜色		
荧光斑点颜色		
原点至斑点中心的距离(cm)		
原点至溶剂前沿的距离(cm)		
R_f		

5. 思考题

6. 实验小结与讨论

7. 教师评语

实验七　硅胶吸附柱色谱法的操作

【实验目的】

(1)掌握硅胶吸附柱色谱法分离化合物的原理及特点。

(2)掌握硅胶吸附柱色谱法分离化合物的一般操作。

【实验原理】

硅胶吸附柱色谱法是一种在色谱柱上进行色谱分离的方法,分离原理是物质在硅胶上的吸附力不同而被分离。

硅胶属于极性吸附剂,是一种呈弱酸性的多孔性物质,常用 $SiO_2 \cdot xH_2O$ 表示。其骨架表面有很多硅醇基,使硅胶能与许多化合物形成氢键而产生吸附作用。游离硅醇基的数目决定了硅胶对化合物产生的吸附作用的强弱。硅醇基易通过氢键与水分子结合,随着含水量的增加,硅胶表面的游离硅醇基数目也相应减少,硅胶吸附其他化合物的能力也随之减弱。因此,硅胶的吸附能力可根据其含水量进行评价,一般可用不同的活度级别表示。硅胶的含水量达 17% 以上时,其吸附能力极弱,不能用作吸附剂,可作为支持剂用于分配色谱。将含水硅胶在 $100\sim110℃$ 下加热活化 $30min$,可以除去大部分硅醇基吸附的水分子,使硅胶恢复吸附能力。

一般情况下,极性较大的物质易被硅胶吸附,极性较弱的物质不易被硅胶吸附,整个分离过程即是吸附、解吸、再吸附、再解吸的过程。

硅胶有如下具体特点。

(1)对极性物质具有较强的亲和能力,极性强的溶质被优先吸附。

(2)溶剂极性越弱,则硅胶对溶质吸附力越强。

(3)增大溶剂极性,被吸附的溶质可被解吸。

【仪器与试剂】

玻璃色谱柱、玻璃棒、胶头滴管、药匙、烧杯、量筒、锥形瓶、铁架台、烧瓶夹、脱脂棉、滤纸、石英砂、亚甲蓝、苏丹Ⅲ、硅胶(柱色谱用,$60\sim100$ 目)、石油醚($30\sim60℃$)、95%乙醇等。

【实验内容】

1. **色谱柱的选择**　实验室常用的色谱柱的内径与柱长之比为 $1:10\sim1:40$,色谱柱的选择根据分离样品的量及分离的难易程度而定。本实验两种样品易被分离,因此选择规格为 $15mm\times300mm$(内径×柱长)的色谱柱。

2. **样品溶液的制备**　分别称取等量的亚甲蓝和苏丹Ⅲ粉末,混合均匀,用95%的乙醇溶解,即得样品溶液,备用。

硅胶吸附柱色谱法的操作

3. 装柱(湿法)　将色谱柱洗净、干燥。如果选择的色谱柱底端没有砂芯,则需在柱管底部铺一层脱脂棉,再加一层厚约 0.5cm 的石英砂。先将少量的石油醚作为起始溶剂倒入色谱柱中,大约至柱高的 1/4。

称取适量硅胶(吸附剂),加入适量石油醚(洗脱剂)混合均匀,不断搅拌除去气泡后,将调好的悬浮液连续缓慢地倒入色谱柱内,同时打开下端的活塞,使洗脱剂慢慢流出。用吸耳球的头部或橡皮槌轻轻敲打柱壁,使硅胶慢慢沉于色谱柱底端,继续补充石油醚保持流动。注意勿使柱内洗脱剂流到吸附剂的表面以下,以免形成裂缝。色谱柱中吸附剂不得出现气泡、疏密不匀或裂缝。色谱柱中吸附剂应充填得非常均匀,这对分离是否成功非常重要。

4. 上样(湿法)　放出色谱柱内多余的洗脱剂,直到柱内液体表面略高于吸附剂的表面。用胶头滴管吸取样品溶液,沿色谱柱内壁缓慢滴加样品溶液,注意勿搅动吸附剂,打开活塞,使样品溶液慢慢渗入吸附柱内,试样层要求尽量窄且平整。最后,在上样后的硅胶上面盖一层约 0.5cm 厚的石英砂(或一层滤纸和玻璃珠层,或一层盖样硅胶),以保证柱体在洗脱过程中保持顶部平整。

5. 洗脱与收集　取适量石油醚作为洗脱剂冲洗色谱柱。洗脱过程中注意保持液面高度,使洗脱剂匀速流动,忌出现柱面洗脱剂流干的现象。洗脱至红色带(苏丹Ⅲ)至柱底时开始收集,直至红色带全部流出。将洗脱剂更换为极性较大的 95％的乙醇作为过渡,最后用 50％乙醇将蓝色带(亚甲蓝)洗脱出来并收集。

【思考题】

从分离结果判断亚甲蓝和苏丹Ⅲ的极性大小,并说明原因。

【附注】

(1)吸附剂用量一般为样品量的 30～60 倍。若样品极性较小,难以分离,吸附剂用量则可提高至样品量的 100～200 倍。吸附剂的装量高度一般为色谱柱高度的 3/4。

(2)通常有干法和湿法两种装柱方法。干法是在柱上端将吸附剂均匀地装入柱内,中间不可间断,时时轻轻敲打柱体,使填装均匀。打开下端活塞,沿柱壁轻轻倒入洗脱剂,使吸附剂湿润。

(3)装柱过程中待硅胶沉降完全后,继续使洗脱剂流动一定时间,并计算吸附柱内包含洗脱剂的体积,以便掌握收集流分的时间及更换洗脱剂的大致时间。

(4)干法上样:样品易溶于洗脱剂时,将样品溶解成高浓度溶液后采用湿法上样。样品难溶于洗脱剂时,可采用先拌样再加样的方法,即将样品溶于甲醇、丙酮等易挥发的极性有机溶剂,溶液体积不宜过大,用少量的吸附剂拌匀,于水浴上挥干溶剂,或放入旋转薄膜蒸发仪内蒸干溶剂,置干燥器中吸除残留的溶剂和水。然后将此拌样硅胶均匀地加在色谱柱中吸附剂表面。最后与湿法上样相同,盖保护层。

(5)洗脱液的收集视实验目的而定。若分离纯化的成分是有色的,可选择性地收集色带;若为无色,则采用等份收集。每份洗脱液的体积随所用吸附剂的量及样品分离的具体情况而定,如 50g 吸附剂,每份洗脱液为 50ml。若洗脱剂极性很大或样品各组分的结构相近,则每份的收集量要小。

(6)定位:将各份洗脱液浓缩后使用薄层色谱法检测,将成分相同的洗脱液合并,回收溶剂,得到单体。如为数个成分的混合物,可再进一步用柱色谱法或其他方法进一步分离纯化。

【实验报告】

硅胶吸附柱色谱法的操作实验报告

班级_____ 姓名_____ 学号_____ 实验时间_____ 成绩_____

1. 实验目的
2. 实验原理
3. 硅胶吸附柱色谱法的主要操作过程
4. 思考题
5. 实验小结与讨论
6. 教师评语

教师签字
年　月　日

实验八　大孔吸附树脂色谱分离法的操作

【实验目的】

(1)掌握大孔吸附树脂色谱分离法分离中药提取物的原理。

(2)掌握大孔吸附树脂色谱分离法的操作规范。

(3)掌握大孔吸附树脂色谱分离法预处理的操作过程。

【实验原理】

大孔吸附树脂色谱分离法是一种利用大孔吸附树脂的吸附性及分子筛作用,使混合物中相对分子质量及吸附能力不同的各成分获得分离的方法。大孔吸附树脂是一种高聚物吸附剂,形态多为白色球形颗粒,粒度通常为 20~60 目,根据聚合材料的不同,可分为非极性、中极性和极性三类。大孔吸附树脂对有机物有较好的选择性,不受无机盐类及强离子低分子化合物存在的影响。一方面,大孔吸附树脂可以通过范德瓦耳斯力或形成氢键等分子间作用力吸附有机化合物;另一方面,大孔吸附树脂本身的多孔性网状结构决定了其具有筛选性分离的特点。

【仪器与试剂】

D101 型大孔吸附树脂、色谱柱、纱布、乙醇、HCl、NaOH、玻璃棒、铁架台、烧杯、铁夹。

【实验内容】

1. 树脂的预处理　使用体积为树脂体积 0.4~0.5 倍的乙醇浸泡树脂 24h,液面高于树脂层约 1cm。取一定量树脂(初次使用需预处理)湿法装柱,加入乙醇,在柱中以 2BV/h 的流速清洗,至流出液与等量水混合后不呈白色混浊液,改用大量水洗至无醇味且水溶液澄清,即可使用。若树脂连续运行则不必再进行预处理,若停运时间过长,应考虑重新预处理。停运前要充分解吸、洗净,并以大于 10% 的

大孔吸附树脂色谱
分离法的操作

NaCl 溶液浸泡,以避免细菌在树脂中繁殖。

预处理方法:用 2BV 的 5%HCl 溶液,以 4～6BV/h 的流速通过树脂层,并浸泡 2～4h,而后用水以同样流速洗至流出液呈中性。用 2BV 的 2%NaOH 溶液,以 4～6BV/h 的流速通过树脂层,并浸泡 2～4h,而后用水以同样流速洗至流出液呈中性。

2. 上柱吸附　样品应为澄清溶液(若有颗粒可过滤),将树脂中的水尽量排尽,即可加入样品溶液。一边放出原来的溶剂,一边加入样品溶液,流速应适当。

3. 树脂的解吸　样品慢慢滴加完毕后,即可开始洗脱。先用 2BV 的水洗脱,然后用 30% 的甲醇洗脱,最后用 90% 的甲醇洗脱,收集 90% 的甲醇洗脱液,用高效液相色谱法(HPLC)检测。

4. 树脂的再生　先用 95% 甲醇将其洗至无色,再用大量水洗去甲醇,即可再次使用。当树脂使用一定周期后吸附能力降低,或受污染严重时需强化再生,其方法是在容器内加入高于树脂层 10cm 的 3%～5%HCl 溶液浸泡 2～4h 后,淋洗过柱。然后用 3～4BV 的同浓度 HCl 溶液过柱,用纯水洗至接近中性;再用 3%～5% 的 NaOH 溶液浸泡 4h。最后淋洗过柱,用 3～4BV 的同浓度 NaOH 溶液过柱,用纯水清洗至中性,备用。

【思考题】

大孔吸附树脂色谱分离法中流动相的选择原则是什么?

【附注】

(1)该类树脂在通常储存及使用条件下性质十分稳定,不溶于水、酸、碱及有机溶剂,也不与其发生化学反应。

(2)搬运、装卸树脂时应轻缓,堆放稳定、规则,勿猛烈摔打。如洒落会导致地面湿滑,要注意防止滑倒。

(3)树脂的储存温度勿高于 90℃,最高使用温度为 180℃。

(4)树脂在储存状态下应保持包装密封完好,以防失水;如发生干燥失水,应以乙醇浸泡干态树脂约 2h,用清水洗净后再重新包装或使用。

(5)湿态树脂在 0℃ 以上保存,严防冬季球体冻裂。如发现冰结现象,应于室温下缓慢融化。

(6)树脂在运输或储存过程中严防与有异味、有毒物品及强氧化剂混杂堆放。

(7)一般极性树脂用于吸附极性化合物;非极性树脂用于吸附非极性化合物。极性较大的成分适宜在中极性的树脂上进行分离;而极性小的成分则适宜在非极性树脂上进行分离;分子体积较大者,宜选用较大孔径的树脂。

(8)湿法装柱时,树脂装填高度应小于 3m。

(9)通常可在上样溶液中加入适量无机盐(如 NaCl、Na₂SO₄、硫酸铵等),以增大树脂的吸附容量。

(10)对于非极性的树脂,洗脱剂的极性越小,洗脱能力越强;中极性和极性树脂,则宜选用极性较大的洗脱剂。

(11)改变洗脱剂的 pH,可使某些被树脂吸附的成分形成较强的离子化合物,易被洗脱,可提高洗脱效率。

(12)大孔吸附树脂由于具有选择性好、吸附速度快、吸附容量大、机械强度高、再生容易等特点,已广泛应用于工业生产中(如废水的处理),也常用于维生素、抗生素的分离提纯,并可极大简化水溶性天然药物化学成分的提纯。近年来多用于皂苷及其他苷类化合物的分离,皆获得较好的分离效果。

【实验报告】

大孔吸附树脂色谱分离法的操作实验报告

班级_____ 姓名_____ 学号_____ 实验时间_____ 成绩_____

1. 实验目的
2. 实验原理
3. 大孔吸附树脂色谱分离法的操作流程
4. 思考题
5. 实验小结与讨论
6. 教师评语

教师签字_____

年　月　日

第七章

中药化学实验项目

实验九 大黄中游离蒽醌类化学成分的提取分离与鉴定

【实验目的】

(1)掌握回流提取法和连续回流提取法提取大黄中的游离蒽醌类化学成分的操作过程及注意事项;pH 梯度萃取法分离此类成分的操作过程及注意事项。

(2)熟练运用显色反应和色谱法进行游离蒽醌类化学成分的鉴定。

【实验原理】

中药大黄为蓼科植物掌叶大黄、唐古特大黄或药用大黄的干燥根及根茎,药性苦、寒,有泻下攻积、清热泻火、凉血解毒、逐瘀通经的功效。

大黄中主要含有蒽醌类化合物,以蒽醌苷的形式存在,总含量为 2%~5%。目前已知的大黄中的游离羟基蒽醌类化合物有如下 5 种(表 7-1)。

表 7-1　大黄中游离羟基蒽醌类化合物

R₁	R₂	名称	晶形	熔点(℃)
—H	—COOH	大黄酸(Rhein)	黄色针晶	318~320
—CH₃	—OH	大黄素(Emodin)	橙色针晶	256~257
—H	—CH₂OH	芦荟大黄素(Aloe-emodin)	橙色细针晶	206~208
—CH₃	—OCH₃	大黄素甲醚(Physcion)	砖红色针晶	207
—H	—CH₃	大黄酚(Chrysophanol)	金色片状结晶	196

本实验是根据大黄中的羟基蒽醌苷经酸水解成游离蒽醌苷元,苷元不溶于水,易溶于三氯甲烷等有机溶剂而被萃取出来。再利用各羟基蒽醌类苷元单体的酸性不同,采用 pH 梯度萃取法进行分离,其中大黄素甲醚和大黄酚的酸性十分接近,使用 pH 梯度萃取法很难将二者分

离,此时利用两者的极性差异,使用硅胶吸附柱色谱法进行分离,最终得到各单体苷元。

【仪器与试剂】

圆底烧瓶、冷凝管、恒温水浴锅、分液漏斗、展开缸、索氏提取器、水浴锅、不同体积的烧杯、色谱柱、滤纸、硅胶 CMC-Na 薄层板等。

大黄粗粉、20％H_2SO_4、三氯甲烷、HCl、5％Na_2CO_3、5％$NaHCO_3$、不同浓度的 NaOH 溶液、KOH 溶液、石油醚(60～90℃)、0.5％乙酸镁等。

【实验内容】

1. 提取与分离

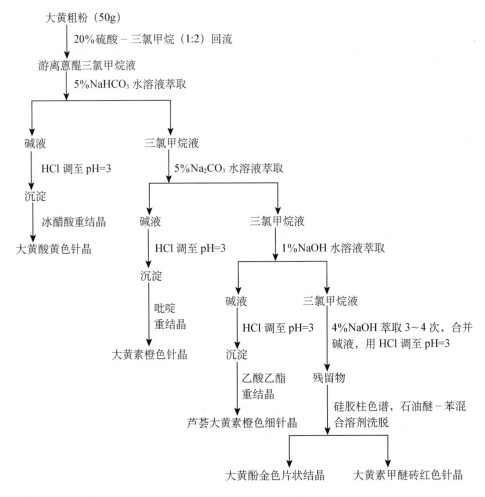

2. 鉴定

(1)碱液呈色反应。分别取蒽醌化合物结晶少许,置于试管中,加入 1ml 三氯甲烷溶解后加入 1ml 2％NaOH 试剂振摇,观察颜色变化。

(2)乙酸镁反应。分别取各蒽醌化合物结晶少许,置于试管中,加入 1ml 三氯甲烷溶解后加入 1ml 0.5％乙酸镁试剂,观察颜色变化。

(3)薄层色谱法鉴定

吸附剂:硅胶 CMC-Na 薄层板。

点样:各蒽醌成分及对照品的1%三氯甲烷溶液。

展开剂:苯-乙酸乙酯(3∶1)。

显色:在日光下多呈现黄色,氨熏后或喷5%KOH溶液后颜色加深或变红。

(4)纸色谱法鉴定

支持剂:滤纸。

点样:各蒽醌成分及对照品的1%三氯甲烷溶液。

展开剂:石油醚-丙酮-水(1∶1∶3上层)。

显色剂:0.5%乙酸镁-甲醇溶液。

【思考题】

(1)pH梯度萃取法分离蒽醌类化合物的基本原理是什么?

(2)对大黄中5种游离羟基蒽醌化合物进行薄层鉴别时,在硅胶板上点样的排列顺序如何?

(3)鉴定游离蒽醌类化合物首选的反应是什么?

【附注】

(1)萃取时防止乳化。

(2)乳化层分出时小心操作。

【实验报告】

大黄中游离蒽醌类化学成分的提取分离与鉴定实验报告

班级_____　姓名_____　学号_____　实验时间_____　成绩_____

1. 实验目的

2. 实验原理

3. 提取和分离的操作流程

4. 实验记录(表7-2~7-5)

表7-2　提取结果

提取物名称	提取物质量(g)	提取率(%)
大黄酸		
大黄素		
芦荟大黄素		

表7-3　定性实验结果

样品	鉴定项目	现象	结论及解释
大黄酸	碱液呈色反应		
大黄素	碱液呈色反应		
芦荟大黄素	碱液呈色反应		
大黄酸	乙酸镁反应		
大黄素	乙酸镁反应		
芦荟大黄素	乙酸镁反应		

表7-4　薄层色谱法鉴定结果

样品	斑点颜色	斑点距离	R_f	色谱示意图
大黄酸对照品溶液				
大黄酸试样溶液				
大黄素对照品溶液				
大黄素试样溶液				
芦荟大黄素对照品溶液				
芦荟大黄素试样溶液				

表7-5　纸色谱法鉴定结果

样品	斑点颜色	斑点距离	R_f	色谱示意图
大黄酸对照品溶液				
大黄酸试样溶液				
大黄素对照品溶液				
大黄素试样溶液				
芦荟大黄素对照品溶液				
芦荟大黄素试样溶液				

5. 思考题

6. 实验小结与讨论

7. 教师评语

教师签字_____

年　月　日

实验十　秦皮中香豆素类化学成分的提取分离与鉴定

【实验目的】

(1)掌握回流法、萃取法和结晶法的操作及注意事项。

(2)熟练运用显色法和薄层色谱法鉴定香豆素类成分七叶内酯和七叶苷。

【实验原理】

秦皮为木犀科苦枥白蜡树、白蜡树、尖叶白蜡树或宿柱白蜡树的干燥枝皮或干皮。有清热燥湿、收涩止痢、止带、明目的功效。秦皮中的主要化学成分为七叶内酯、七叶苷等。七叶内酯又称秦皮乙素,为黄色针晶或结晶粉末,溶于稀碱液时呈蓝色荧光,易溶于热乙醇,不溶于乙醚,具有还原性,与 $FeCl_3$ 试剂反应显绿色。七叶苷又称秦皮甲素,为白色或淡黄色针晶,熔点为 206℃(165℃变软),溶于沸水、热乙醇等,难溶于冷水。

本实验利用七叶内酯与七叶苷均溶于热乙醇的特点进行提取。利用七叶内酯的亲脂性,使用乙酸乙酯萃取,使之与七叶苷分离。利用七叶内酯的荧光性和内酯环的性质进行鉴别。

【仪器与试剂】

圆底烧瓶、三角烧瓶、水浴锅、冷凝管、布氏漏斗、抽滤瓶、分液漏斗、烧杯、试管、展开缸、滤纸等。

秦皮粗粉、乙醇、三氯甲烷、乙酸乙酯、甲醇、NaOH、HCl、甲苯、甲酸甲酯、甲酸、硅胶 G 薄层板、七叶内酯对照品、七叶苷对照品等。

【实验内容】

1. 七叶内酯和七叶苷的提取分离

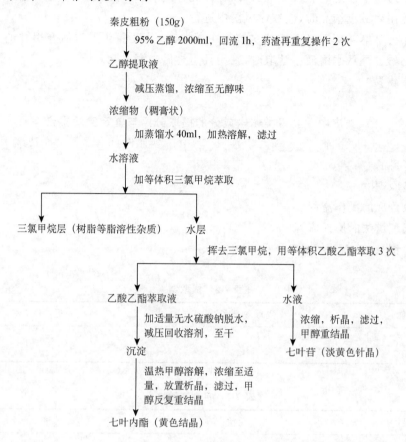

2. 鉴定

(1)荧光反应。分别取七叶内酯和七叶苷的甲醇溶液,滴 1 滴于滤纸上,在紫外光下观察是否显蓝色荧光,在原斑点上滴加 1 滴 NaOH 溶液,观察荧光是否变强,且变为绿色荧光。

(2)异羟肟酸铁反应。分别取少量七叶内酯和七叶苷置于试管中,加入盐酸羟胺的甲醇溶液 2~3 滴,待溶解后,加入 1%NaOH 溶液 2~3 滴,水浴加热几分钟至反应完全,冷却,再用 HCl 调至 pH=3~4,加入 1%FeCl$_3$ 试剂 1~2 滴,溶液是否呈现红-紫红色。

(3)薄层色谱法鉴定

吸附剂:硅胶 G 薄层板。

展开剂:甲苯-甲酸甲酯-甲酸(5:4:1),10ml。

上样:七叶苷、七叶内酯试样及其对照品的甲醇溶液。

显色:紫外光下观察荧光。

【思考题】

(1)萃取时应注意哪些问题?

(2)加入无水硫酸钠的目的是什么?

(3)秦皮中的七叶内酯和七叶苷除可以用热乙醇提取外,还可用何种方法进行提取?请设计流程。

【附注】

(1)应选择秦皮的正品来源,注意鉴别真伪。

(2)萃取过程中注意避免乳化现象,以轻轻旋转式萃取为宜。

(3)沉淀用甲醇重结晶时,应在通风橱中进行。

(4)使用分液漏斗用三氯甲烷从水溶液中萃取时,分液漏斗下口活塞用甘油-淀粉做为润滑剂;使用乙酸乙酯从水溶液中萃取时,则用凡士林做为润滑剂。

【实验报告】

秦皮中香豆素类化学成分的提取分离与鉴定实验报告

班级_____ 姓名_____ 学号_____ 实验时间_____ 成绩_____

1. 实验目的

2. 实验原理

3. 提取分离的操作流程

4. 薄层色谱法的操作流程

5. 实验记录(表7-6～7-8)

表 7-6 提取结果

提取物名称	提取物质量(g)	提取率(%)
七叶内酯		
七叶苷		

表 7-7 定性实验结果

鉴定项目	现象	结论及解释
荧光反应		
异羟肟酸铁反应		

表 7-8 薄层色谱法鉴定结果

	对照品溶液	试样溶液
斑点颜色		
荧光斑点颜色		
原点至斑点中心的距离(cm)		
原点至溶剂前沿的距离(cm)		
R_f		

6. 思考题

7. 实验小结与讨论

8. 教师评语

教师签字_____

年 月 日

五味子中木脂素类化学成分的提取分离与鉴定

【实验目的】

(1)掌握木脂素类化学成分的常用提取分离方法。

(2)掌握薄层色谱法检识五味子中木脂素类化学成分的方法。

(3)熟悉氧化铝柱色谱法分离化合物的原理与操作。

【实验原理】

中药五味子为木兰科植物五味子 *Schisandra chinensis*(Turcz.)Baill. 或华中五味子 *Schisandra sphenanthera* Rehd. et Wils. 的干燥成熟果实,前者习称北五味子,后者习称南五味子。五味子性温,味酸、甘,归肺、心、肾经,具有收敛固涩、益气生津、补肾宁心的功效,用于久嗽虚喘,梦遗滑精,遗尿尿频,久泻不止,自汗、盗汗,津伤口渴,气短脉虚,内热消渴,心悸失眠等。根据现代研究结果显示,五味子果实及种子中的化学成分较为复杂,包括木脂素、挥发油、三萜类、维生素、甾醇、有机酸以及倍半萜等。木脂素类化合物为五味子中的主要有效成分,自 20 世纪 60 年代初期开始,经实验室研究,现已分离并确定结构约 100 余种,多属于联苯环辛烯型木脂素类成分,主要包括五味子素(又称五味子醇 A,Schisandrin,Schisandrol A)、五味子甲素(又称去氧五味子素,Deoxyschisandrin)、五味子乙素(又称 γ-五味子素,γ-schisandrin,五味子素 B)、五味子酯甲、五味子酯乙、五味子酯丙、五味子酯丁、五味子酚、五味子醇甲、五味子丙素等。除上述含量较高且比较常见的木脂素类化学成分外,五味子中还有五味子酚乙、五味子酚酯、伪-γ-五味子素、异五味子素、前五味子素、苯甲酰五味子脂素 H 和新五味子素等多种木脂素类化合物,其中有些化合物在五味子中含量很低。

国内外众多研究结果表明,五味子中的木脂素类化学成分能够明显降低肝炎患者血清谷丙转氨酶(SGPT)水平,对肝细胞具有保护作用,还具有抑制中枢神经、抗衰老、保护心血管系统、免疫调节、抗菌、清除自由基等作用。

木脂素类化合物多数为游离型,少数与糖结合成苷。游离型木脂素是亲脂性物质,易溶于苯、三氯甲烷、乙醚和丙酮等有机溶剂,可溶于甲醇、乙醇,不溶于水。木脂素苷类可溶于甲醇、乙醇等极性较大的有机溶剂。

【仪器与试剂】

旋转薄膜蒸发仪、恒温水浴锅、超声波提取器、电热套、电吹风、真空泵、紫外线灯、具塞锥形瓶、分液漏斗、玻璃漏斗、玻璃棒、烧杯、量筒、层析柱等。

五味子粗粉、乙醇、甲醇、中性氧化铝(柱层析用,60～100 目)、硅胶 GF_{254}、0.7%羧甲基纤维素钠(CMC-Na)、石油醚、甲酸乙酯、甲酸、五味子甲素对照品、五味子乙素对照品、五味子醇甲对照品。

【实验内容】

1. 五味子中木脂素类化学成分的提取分离

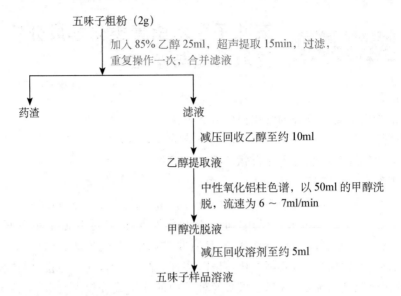

2. 五味子中木脂素类成分的薄层色谱鉴定

薄层板的制备:硅胶 GF_{254}:0.7%羧甲基纤维素钠(CMC-Na)=1g:3ml,制成硅胶 GF_{254}-CMC-Na 板。

吸附剂:硅胶 GF_{254}-CMC-Na 板,使用前 105℃活化半小时。

展开剂:石油醚-甲酸乙酯-甲酸(15:5:1)上层。

点样:试样品溶液、五味子甲素对照品、五味子乙素对照品、五味子醇甲对照品。

观察记录:在 254nm 紫外光下观察,记录图谱及斑点颜色。

【思考题】

(1)结合薄层色谱图谱分析五味子甲素与五味子乙素结构上的不同。

(2)简述中性氧化铝柱色谱分离化学成分的原理及应用。

【附注】

中性氧化铝柱色谱的操作如下。

(1)装柱。采用干法装柱。称取 20g 中性氧化铝粉末,用漏斗将其慢慢倒入色谱柱中,用吸耳球的头部轻敲柱床,注意柱床应均匀,无裂隙、断层等。

(2)上样。采用湿法上样。将五味子样品溶液用胶头滴管沿柱内壁缓缓加入色谱柱中的氧化铝上面。在上样后的氧化铝柱上面盖一层约 0.5cm 厚的石英砂(或一层空白氧化铝、滤纸等),作为保护层,保证洗脱过程中柱体顶端保持平整。

【实验报告】

五味子中木脂素类化学成分的提取分离与鉴定实验报告

班级_____ 姓名_____ 学号_____ 实验时间_____ 成绩_____

1. 实验目的

2. 实验原理

3. 五味子中木脂素类化学成分的提取分离操作流程

4. 五味子中木脂素类化学成分的薄层色谱鉴定操作步骤及色谱结果示意图

5. 干法装柱的操作方法及注意事项

6. 实验记录(表 7-9)

表 7-9　薄层色谱鉴定结果

	对照品溶液			试样溶液		
	五味子甲素	五味子乙素	五味子醇甲	五味子甲素	五味子乙素	五味子醇甲
斑点颜色						
原点至斑点中心的距离(cm)						
原点至溶剂前沿的距离(cm)						
R_f						

7. 思考题

8. 实验小结与讨论

9. 教师评语

教师签字＿＿＿＿＿

年　月　日

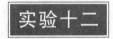

补骨脂中香豆素类化学成分的提取分离与鉴定

【实验目的】

(1)掌握补骨脂中香豆素类化学成分的提取分离原理及操作技术。

(2)掌握香豆素类化学成分的检识方法。

(3)通过补骨脂素和异补骨脂素的分离,熟悉色谱分离法的操作技术。

【实验原理】

中药补骨脂为豆科植物补骨脂 *Psoralea corylifolia* L. 的干燥成熟果实,性温、味辛,栽培或者野生。补骨脂在全国各地多有栽培,又名破故纸、婆固脂、胡韭子,有补肾壮阳、补脾健胃之功能,并可治疗牛皮癣等皮肤疾病。

补骨脂的化学成分比较复杂,含有多种呋喃香豆素类成分,主要含补骨脂内酯(补骨脂素)、异补骨脂内酯(异补骨脂素)和补骨脂乙素(异补骨脂酮、异补骨脂查尔酮)、补骨脂酚、2,3-环氧补骨脂酚等成分。其中补骨脂内酯为抗白癜风的主要有效成分,具有光敏性质。

1. 补骨脂内酯(Psoralen)　分子式 $C_{11}H_6O_3$,分子量 186.16,为无色针状结晶(乙醇),熔点为 189~190℃,有挥发性。可溶于甲醇、乙醇、苯、三氯甲烷、丙酮,微溶于水、乙醚和石油醚。

2. 异补骨脂内酯(Isopsoralen)　分子式 $C_{11}H_6O_3$,分子量 186.16,为无色针状结晶,熔点为 137~138℃,可溶于甲醇、乙醇、丙酮、苯、三氯甲烷,微溶于水、乙醚,难溶于冷石油醚。

3. 补骨脂乙素(Isobavachalcone)　又称异补骨脂酮、异补骨脂查尔酮。分子式 $C_{20}H_{20}O_4$,分子量 324.36,为黄色片状结晶(甲醇-水),熔点为 166~167℃。

4. 补骨脂甲素(Coryfolin)　又称补骨脂黄酮,分子式 $C_{20}H_{20}O_4$,分子量 324.36,为无色

针状结晶,熔点为191～192℃。

【仪器与试剂】

层析缸、抽滤装置、电热套、旋转蒸发仪、恒温水浴锅、超声振荡器、电吹风、真空泵、紫外-可见分光光度计等。

补骨脂粉末(粗粉)、乙酸乙酯、正己烷、$FeCl_3$、乙醇、NaOH、甲醇、盐酸羟胺、KOH、HCl、补骨脂素对照品、异补骨脂素对照品等。

【实验内容】

1. 原药材鉴定 取补骨脂粉末0.5g,加乙醇5ml,水浴温浸30min,滤过。取滤液1ml,加入新配制的70%盐酸羟胺-甲醇溶液2～3滴,和20%KOH的甲醇溶液2滴,水浴加热1～2min,加入10%HCl至酸性,再加入10%$FeCl_3$的乙醇溶液1～2滴,溶液呈红色(鉴定香豆素类化学成分)。

取补骨脂粉末少量,进行微量升华,可见针状、簇针状结晶(鉴定香豆素类化学成分)。

2. 香豆素类化学成分的提取分离

(1)提取:称取补骨脂粗粉200g,放入1000ml烧瓶中,加入50%乙醇500ml,热回流1h,过滤,回收乙醇至无醇味,放置过夜,倾去上清液,得到棕黑色黏稠物。将棕黑色黏稠物加80ml甲醇溶解,加入少许活性炭,回流10min,趁热抽滤,滤液回收甲醇至小体积,放置析晶。

(2)精制:将上述粗品加适量甲醇(3:100的比例)溶解,加入少许活性炭,回流10min,趁热抽滤,滤液放冷析晶,滤取结晶,使用少量甲醇淋洗,80℃以下干燥即得补骨脂素精品。

(3)补骨脂素和异补骨脂素的分离:取色谱用中性氧化铝40g,装于直径1.6cm,高30cm的色谱柱中。取补骨脂素精品甲醇液1～2ml,加样,以石油醚-乙酸乙酯(1:2)作为洗脱剂,洗脱,每20ml为一流分,各流分回收溶剂后,用薄层板检查,与标准品对比,于紫外光下观察荧光与颜色。

3. 鉴定

(1)定性鉴别:香豆素类分子中均具有内酯结构,通常还具有酚羟基或内酯水解后产生的酚羟基,通过这些基团的显色反应,能为香豆素类化学成分的鉴别提供参考。

1)异羟肟酸铁试验(内酯的颜色反应):取补骨脂素精品少量,置于试管中,加入7%盐酸羟胺-甲醇溶液2～3滴,再加入10%KOH的甲醇溶液2～3滴,水浴加热数分钟,冷却,用HCl调至pH=3～4,加入1%$FeCl_3$试液1～2滴,观察溶液颜色。

2)开环闭环试验:取样品少许加稀NaOH溶液1～2ml,加热,观察现象;再加入稀盐酸试液几滴,观察所产生的现象。

(2)薄层色谱法:取样品0.5g,加乙酸乙酯20ml,超声处理15min,滤过,滤液蒸干,残渣加乙酸乙酯至5ml使之溶解,作为供试品溶液。另取补骨脂素、异补骨脂素对照品,加乙酸乙酯制成每1ml含2mg补骨脂素或异补骨脂素的混合溶液,作为对照品溶液。吸取上述两种溶液各2～4μl,分别点于同一硅胶G薄层板上,以正己烷-乙酸乙酯(8:2)为展开剂,展开,取出,晾干,喷以10%氢氧化钾-甲醇溶液,置于365nm紫外光下检视色斑的变化。观察记录图谱及斑点颜色,并计算R_f值。

【思考题】

(1)香豆素类化合物还有哪些提取方法?

(2)补骨脂中香豆素类化合物的提取还可用什么方法?

【附注】

（1）点样操作应轻柔准确，避免破坏薄层板。

（2）提取浓缩时应注意搅拌，防止局部过热煳底。

【实验报告】

补骨脂中香豆素类化学成分的提取分离与鉴定实验报告

班级_____　姓名_____　学号_____　实验时间_____　成绩_____

1. 实验目的

2. 实验原理

3. 补骨脂中香豆素类化学成分的提取分离操作流程

4. 香豆素类化学成分的色谱鉴定操作步骤及色谱结果示意图

5. 实验记录（表 7-10～7-12）

表 7-10　提取结果

补骨脂质量（g）	香豆素类化学成分质量（g）	提取率（%）

表 7-11　定性试验结果

鉴定项目	现象	结论及解释
异羟肟酸铁试验		
开环闭环试验		

表 7-12　色谱鉴定结果

	对照品溶液	试样溶液
斑点颜色		
荧光斑点颜色		
原点至斑点中心的距离（cm）		
原点至溶剂前沿的距离（cm）		
R_f		

6. 思考题

7. 实验小结与讨论

8. 教师评语

教师签字_____

年　月　日

实验十三 槐米中芦丁的提取分离与鉴定

【实验目的】

(1)掌握碱溶酸沉法提取黄酮类化合物(以芦丁为例)的原理和操作。

(2)掌握酸水解方法制备黄酮苷元(以槲皮素为例)的原理和操作。

(3)掌握黄酮类化合物的一般理化性质及检识方法。

(4)了解紫外光谱在黄酮类化合物结构测定中的应用。

【实验原理】

槐米是豆科植物槐 *Sophora japonica* L. 的干燥花蕾,主产于河南、山东、山西、陕西、安徽、河北、江苏、贵州等地。夏季花蕾形成时采收,及时干燥,除去枝、梗及杂质。槐米性微寒,味苦,具有凉血止血,清肝泻火的功效,用于便血、痔血、血痢、崩漏、吐血、衄血、高血压、肝热目赤、头痛眩晕等。

槐米中含有多种化学成分,如芸香苷、槲皮素、槐花甲素、槐花乙素和槐花丙素等黄酮类化合物,以及少量的皂苷、多糖、鞣质、黏液质、树脂等多种类型成分。其中,芸香苷(又称芦丁,Rutin)是槐米中的主要有效成分,含量可高达 20% 以上,而槐花开放后其含量降至 10% 左右。药理实验证明,芦丁具有维生素 P 样作用,可以调节毛细血管渗透,有助于保持和恢复毛细血管正常弹性,在临床上可用于治疗因毛细血管脆性引起的出血症,且常作为高血压的辅助治疗药。此外,以芦丁为原料还可制备槲皮素、羟乙基槲皮素、羟乙基芦丁、二乙胺基乙基芦丁等化合物。

1. 主要化学成分及基本性质

(1)芦丁(Rutin)。芦丁的结构为槲皮素-3-O-芸香糖苷,含 3 分子结晶水($C_{27}H_{30}O_{16} \cdot 3H_2O$),分子量为 610.51;为淡黄色粉末或细针状结晶,无臭、无味;熔点为 174~178℃,无水物为 188~190℃,加热至 185℃以上会熔融并分解。芦丁在冷水中的溶解度为 1:10 000,沸水中为 1:200,冷乙醇中为 1:650,沸乙醇中为 1:60,冷吡啶中为 1:12,沸甲醇中为 1:7,可溶于丙酮、乙酸乙酯、冰乙酸、吡啶及碱液中,而不溶于三氯甲烷、乙醚、苯及石油醚等极性小的有机溶剂。

芦丁的结构式如下:

(2)槲皮素(Quercetin)。从结构上可以看出,芦丁是由苷元槲皮素的 3 位上的羟基与芸香糖(葡萄糖与鼠李糖组成的双糖)脱水而成的。槲皮素为黄色结晶,含 2 分子结晶水($C_{15}H_{10}O_7 \cdot 2H_2O$),分子量为 302.24;熔点为 313~314℃,无水物为 316℃。槲皮素在冷乙醇中溶解度为1:290,沸乙醇中1:23,可溶于甲醇、丙酮、乙酸乙酯、冰醋酸、吡啶,不溶于水、乙醚、苯、三氯甲烷、石油醚等有机溶剂。

芸香糖(Rutinose),又称为芦丁糖,结构为α-L-鼠李糖(1→6)β-D-葡萄糖。

(3)皂苷。皂苷的粗品为白色粉末,熔点为210～220℃(分解),易溶于水、吡啶,能溶于200倍的甲醇中。酸水解后得白桦脂醇、槐二醇二种皂苷元,以及葡萄糖、葡萄糖醛酸和葡萄糖醛酸内酯。白桦脂醇(Betulin)为无色针晶,熔点为251～252℃。能溶于乙酸、丙酮、乙酸乙酯、甲醇、乙醇、三氯甲烷、苯、乙醚等溶剂,难溶于石油醚及水。槐二醇(Sophoradiol)为无色针晶,熔点为219～220℃,能溶于石油醚、苯、丙酮、甲醇中,难溶于水。

(4)槐属苷(Sophoricoside)。槐属苷的熔点为298℃,易溶于热乙醇、热乙酸、吡啶、稀碱液,难溶于水、冷乙醇、冷乙酸、乙酸乙酯、丙酮。

(5)槐属黄酮苷(Sophoraflavonoloside)。槐属黄酮苷的熔点为207～208℃,可溶于热水及乙醇,难溶于冷水、乙酸乙酯、丙酮,不溶于乙醚等低极性有机溶剂。

(6)槐属双苷(Sophorabioside)。槐属双苷为针状结晶,熔点为156～160℃(含结晶水),248℃(无水物),易溶于吡啶,能溶于热乙醇、丙酮,稍溶于热水,不溶于弱极性有机溶剂。

2. 基本原理

(1)芦丁分子中具有较多的酚羟基,显一定的弱酸性,能与碱反应生成盐而溶于碱液中,提取液加酸酸化后又可沉淀析出,因此可用碱溶酸沉法提取芦丁,并利用芸香苷对冷水和热水的溶解度悬殊的特性进行精制。

芦丁分子中因有邻二酚羟基结构,性质不太稳定,暴露于空气中可被缓慢氧化变为暗褐色,在碱性条件下更易被氧化分解。硼酸盐能与其邻二酚羟基相结合,起到保护作用。因此,在碱性溶液中加热提取芦丁时,常加入少量硼砂以达到保护的目的,从而提高产品收率。

(2)黄酮苷可通过酸水解得到苷元和糖,因此以所制备的芦丁为原料,将其进行酸水解,可制备得到其苷元槲皮素。

(3)通过显色反应、聚酰胺吸附薄层色谱和纸色谱法等方法可对所制备的芦丁、槲皮素及糖类成分进行检识。

(4)利用黄酮类化合物对紫外光有特定吸收的特征,可进行结构测定。

【仪器与试剂】

电子天平、电热套、恒温水浴锅、真空泵、电吹风、研钵、烧杯、具塞锥形瓶、试管、玻璃漏斗、布氏漏斗、抽滤瓶、纱布、pH试纸、滤纸、聚酰胺薄膜、暗箱式紫外透射仪、紫外-可见分光光度计等。

槐米、HCl、H_2SO_4、硼砂、石灰乳、$Ba(OH)_2$、正丁醇、冰醋酸、乙醇、$AlCl_3$试剂、乙酸镁试剂、α-萘酚-浓硫酸试剂、锆-枸橼酸试剂、芦丁对照品、槲皮素对照品、葡萄糖对照品、鼠李糖对照品等。

【实验内容】

1. 芦丁的提取分离及槲皮素的制备

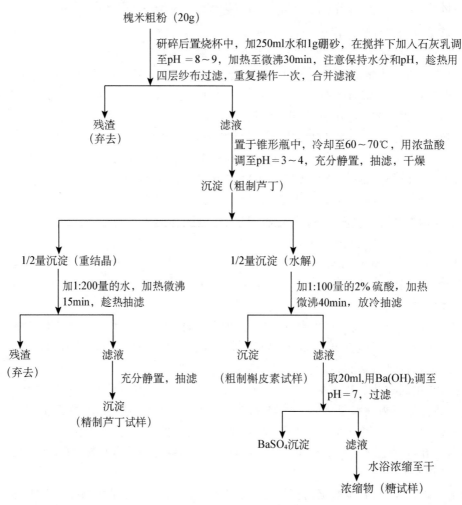

2. 结构鉴定

(1)化学检识。分别取芦丁、槲皮素粉末少许,加适量乙醇使其溶解,作为样品溶液。

1)Molish 反应。取上述样品溶液 1ml,加 10％的 α-萘酚-乙醇溶液 1ml,振摇后斜置试管,沿管壁滴加 1ml H_2SO_4,静置,观察并记录液面交界处颜色变化。

2)盐酸-镁粉反应。取上述样品溶液 1ml,加入 2 滴浓盐酸,再加入少许镁粉,振摇,观察并记录颜色变化。

3)锆-枸橼酸反应($ZrOCl_2$-枸橼酸反应)。取上述样品溶液 1ml,滴加 2％二氯氧锆的甲醇溶液 3～4 滴,观察颜色变化,再继续滴加 2％枸橼酸的甲醇溶液 3～4 滴,观察并记录颜色变化。

4)乙酸镁纸片反应。取两张滤纸,分别滴加 2 滴芦丁、槲皮素的乙醇溶液,然后各加 1％乙酸镁的甲醇溶液 2 滴,于紫外光下观察并记录颜色变化。

5)$AlCl_3$ 纸片反应。取两张滤纸,分别滴加 2 滴芦丁、槲皮素的乙醇溶液,然后各加 1％$AlCl_3$ 的甲醇溶液 2 滴,于紫外光下观察并记录颜色变化。

(2)色谱鉴定

1)糖的鉴定(纸色谱法)

取糖的供试品,用 1ml 95％乙醇溶解得溶液。

色谱材料:新华层析滤纸。

点样:糖试样、葡萄糖对照品、鼠李糖对照品。

展开剂:正丁醇-乙酸-水(4:1:5)的上层溶液,预饱和后,上行展开。

显色:邻苯二甲酸-苯胺溶液,喷洒后电吹风加热显色。

观察记录图谱及斑点颜色。

2)芦丁与槲皮素的鉴定(聚酰胺薄层色谱法)

分别取芦丁与槲皮素试样少许,用95%乙醇溶解,制备成浓度约为1mg/ml的试样溶液。

色谱材料:聚酰胺薄膜。

点样:芦丁试样、芦丁对照品、槲皮素试样、槲皮素对照品。

展开剂:水饱和的正丁醇-乙酸(10:0.2)溶液,预饱和后,上行展开。

显色:$AlCl_3$试剂,喷后置日光及紫外光(365nm)下检视色斑的变化。

观察记录图谱及斑点颜色。

3)芦丁与槲皮素的鉴定(纸色谱法)

分别取芦丁与槲皮素试样少许,用95%乙醇溶解,制备成浓度约为1mg/ml的试样溶液。

色谱材料:新华层析滤纸。

点样:芦丁试样、芦丁对照品、槲皮素试样、槲皮素对照品。

展开剂:正丁醇-乙酸-水(4:1:5)的上层溶液,预饱和后,上行展开。

显色:$AlCl_3$试剂,喷后置日光灯及紫外光(365nm)下检视色斑的变化。

观察记录图谱及斑点颜色。

3. 芦丁及槲皮素的紫外光谱测定

(1)试液配制

1)无水甲醇。分析纯甲醇重蒸馏即得。无水甲醇置玻璃瓶中,用橡皮塞密封。

2)甲醇钠溶液。取0.25g金属钠切碎,小心加入10ml无水甲醇中即得。

3)$AlCl_3$溶液。取1g $AlCl_3$(呈黄绿色),小心加入20ml无水甲醇中,放置24h,全溶即得。

4)乙酸钠。试剂级无水粉末乙酸钠。

5)硼酸饱和溶液。将试剂级无水硼酸加入适量无水甲醇中,制成饱和溶液。

上述各试液可贮存6个月。

(2)测定方法。分别精密称取芦丁及槲皮素试样各10mg,用无水甲醇溶解并稀释至100ml,从中吸取5ml,置于50ml容量瓶中,用无水甲醇稀释至刻度10μg/ml,制成样品液。分别进行如下光谱测定。

1)样品液(甲醇溶液)光谱。取样品液置于石英杯中,在200～400nm紫外光下扫描,重复操作一次,观察紫外光谱。

2)甲醇钠光谱。取样品液置于石英杯中,加入甲醇钠溶液3滴,立即测定,放置后再测定一次。

3)$AlCl_3$光谱。在盛有样品液的石英杯中滴入6滴$AlCl_3$溶液,放置后测定,然后加入3滴HCl溶液(HCl:水=1:1),再进行测定。

4)乙酸钠光谱。取样品液约3ml,加入过量的无水乙酸钠固体,摇匀(杯底约剩有2ml厚的乙酸钠),加入乙酸钠后2min进行测定,5～10min后再测定一次。

5)乙酸钠/硼酸光谱

方法Ⅰ:在盛有乙酸钠-样品液的石英杯中,加入足量的无水硼砂粉末,制成饱和的溶液进行测定(本法适用于在加入乙酸钠5min后无分解现象的样品)。

方法Ⅱ:于样品液(约3ml)中加入5滴硼酸溶液,然后迅速加入无水乙酸钠粉末,摇匀,制成饱和溶液,放置片刻,待没有气泡,立即进行测定。

【思考题】

(1)黄酮类化合物的提取方法有哪些?

(2)芦丁及槲皮素的锆-枸橼酸反应与其分子结构有何关系?

(3)在芦丁酸水解过程中,溶液的溶解度出现什么变化?为什么?

(4)酸水解常用什么酸?为什么用H_2SO_4比用HCl在水解后处理更方便?

【附注】

(1)提取前将槐米捣碎,使有效成分易于被热水溶出。直接用沸水提取芦丁,可以破坏酶的活性,收率稳定,操作简便。

(2)碱溶酸沉法提取,常用$Ca(OH)_2$,即石灰乳或石灰水。一方面可使含酚羟基化合物成盐溶解,另一方面可使含有多羟基的鞣质及含-COOH的杂质(如果胶、黏液质、蛋白质等)形成不溶的钙盐沉淀,不被溶出,有利于浸出液的纯化。溶液的碱性不宜过高,一般pH≤10,以防碱性太强在加热时破坏黄酮类化合物的母核。酸化时加HCl控制pH=3～4,酸性不宜过强,否则沉淀析出的黄酮类化合物会与强酸形成盐,而又重新溶解,降低收率。

(3)样品液中加入硼砂水的目的,是因为硼砂可以与邻二酚羟基络合,既保护邻二酚羟基不被氧化,又避免了钙离子与酚羟基、羰基形成难溶于水的螯合物,降低收率。

(4)使用热水或乙醇重结晶,是利用芦丁在热水和热乙醇中溶解度较大,在冷水及冷乙醇中溶解度较小的性质。

(5)芦丁水解时,应注意观察,使之水解完全。使用$Ba(OH)_2$处理水解液,可生成$BaSO_4$淀,有利于进一步鉴定。

【实验报告】

槐米中芦丁的提取分离与鉴定实验报告

班级_____ 姓名_____ 学号_____ 实验时间_____ 成绩_____

1. 实验目的
2. 实验原理
3. 芦丁的提取、精制和水解的操作流程
4. 芦丁和槲皮素的色谱鉴定操作步骤及色谱结果示意图
5. 实验记录(表7-13～7-15)

表7-13 提取结果

槐米质量(g)	芦丁质量(g)	提取率(%)

表 7-14　定性试验结果

鉴定项目	现象	结论及解释
Molish 反应		
盐酸-镁粉反应		
锆-枸橼酸反应		
乙酸镁纸片反应		
AlCl₃ 纸片反应		

表 7-15　色谱鉴定结果

	对照品溶液	试样溶液
斑点颜色		
荧光斑点颜色		
原点至斑点中心的距离(cm)		
原点至溶剂前沿的距离(cm)		
R_f		

6. 思考题

7. 实验小结与讨论

8. 教师评语

教师签字_____

年　月　日

实验十四　黄芩中黄芩苷的提取分离与鉴定

【实验目的】

(1)掌握从黄芩中提取、精制黄芩苷的原理、方法及操作要点。

(2)掌握黄芩苷的结构鉴定原理及方法。

【实验原理】

唇形科植物黄芩,主产于河北、辽宁等地,又名山茶根、黄芩茶、土金茶根,以根入药,有清热燥湿、凉血安胎等功效。黄芩在临床上主要用于温热病、上呼吸道感染、肺热咳嗽等。黄芩含多种黄酮类化合物,主要为黄芩苷、黄芩素、汉黄芩苷等,是其生物活性的物质基础之一。

黄芩苷的分子式为 $C_{21}H_{18}O_{11}$,分子量为 446.37,熔点为 223~225℃,为淡黄色结晶粉末,易溶于 N,N-二甲基甲酰胺、吡啶,微溶于热水、$NaHCO_3$、Na_2CO_3、$NaOH$ 溶液,难溶于甲醇、乙醇、丙酮,几乎不溶于水、三氯甲烷、乙醚、苯等溶剂。

黄芩苷在一定温度和湿度下能酶水解成黄芩素及葡萄糖醛酸。黄芩素分子中具有邻三酚羟基,性质不稳定,在空气中易氧化成醌式结构而显绿色,所以在储藏、加工炮制及提取过程中应注意防止黄芩苷的酶水解、氧化,以减少有效成分的损失。

黄芩苷是具有葡萄糖醛酸结构的黄酮类化合物,具有一定的脂溶性和弱酸性,可以选择一定浓度的乙醇溶液进行提取。黄芩苷可在碱性溶液中溶解,形成钠盐,因此可在提取液中加酸酸化,使游离黄芩苷析出,利用黄芩苷能溶于碱,不溶于酸的性质使之与酸性杂质分离。

黄芩苷的结构式如下:

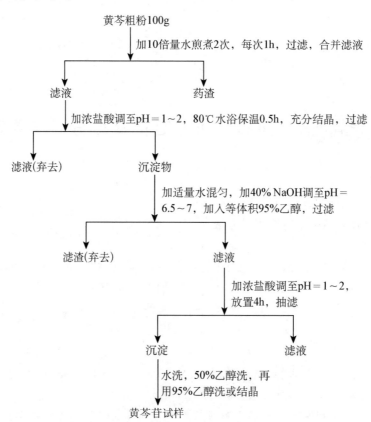

【仪器与试剂】

电热套、电子天平、真空泵、抽滤装置、圆底烧瓶、水浴锅、量筒、玻璃棒、试管、pH 试纸等。

黄芩粗粉、黄芩苷对照品、浓盐酸、60％乙醇、40％ NaOH 溶液、95％乙醇、50％乙醇、甲醇、2mol/l HCl、镁粉、二氯氧锆、枸橼酸、氧化铝等。

【实验内容】

1. 黄芩苷的提取分离

黄芩粗粉100g

↓ 加10倍量水煎煮2次,每次1h,过滤,合并滤液

┌─────────────┬─────────────┐
滤液　　　　　　　　药渣

↓ 加浓盐酸调至pH＝1~2,80℃水浴保温0.5h,充分结晶,过滤

┌─────────────┬─────────────┐
滤液(弃去)　　　　沉淀物

↓ 加适量水混匀,加40% NaOH调至pH＝6.5~7,加入等体积95%乙醇,过滤

┌─────────────┬─────────────┐
滤渣(弃去)　　　　滤液

↓ 加浓盐酸调至pH＝1~2,放置4h,抽滤

┌─────────────┬─────────────┐
沉淀　　　　　　　　滤液

↓ 水洗,50%乙醇洗,再用95%乙醇洗或结晶

黄芩苷试样

2. 鉴定

（1）黄芩苷的定性反应

1）盐酸-镁粉反应。取黄芩苷试样少许置于试管中，加入2ml乙醇在水浴锅中微温水浴振摇溶解，滴加数滴浓盐酸，再加入适量镁粉，振摇，观察颜色变化。

2）锆-枸橼酸反应。取黄芩苷试样少许置于试管中，加入2ml水置于水浴锅中温热至溶解，滴加数滴2％二氯氧锆溶液，振荡后观察颜色变化；再加入2％枸橼酸试剂，振荡后观察颜色变化。

3）$AlCl_3$反应。取黄芩苷试样少许置于试管中，加入2ml水置于水浴锅中温热至溶解，滴加数滴2％ $AlCl_3$ 的甲醇溶液，观察颜色变化。

（2）薄层色谱鉴别

吸附剂：硅胶G薄层板。

样品：黄芩苷试样-乙醇溶液。

对照品：黄芩苷对照品-乙醇溶液。

展开剂：乙酸乙酯-甲酸-甲醇-水溶液（7∶2∶0.5∶0.5）。

显色剂：1％ $FeCl_3$ 的乙醇溶液。

点样，在展开剂中展开，吹干，喷显色剂，即显色。观察记录图谱及斑点颜色，并计算R_f值。

【思考题】

（1）黄芩苷的提取过程中为什么要控制温度和调节pH？

（2）为什么要选择一定浓度的乙醇溶液作为提取液？

【附注】

（1）提取过程中为防止黄芩苷酶水解、氧化，减少有效成分的损失，应在一定温度下操作。

（2）在用酸、碱提取纯化黄酮类化合物时，应注意温度和碱度都不宜过高，以免破坏黄酮类化合物的母核。酸化时，酸度也不宜过高，否则黄酮类化合物会与酸生成盐而溶解。

（3）在选择乙醇溶液作为提取液时，注意提取液的浓度。浓度在50％～70％之间的乙醇溶液，其极性与黄芩苷的极性相近，利于黄芩苷溶出；低浓度（40％及以下）的乙醇溶液极性较大，杂质的溶出量大大增加；高浓度（90％及以上）的乙醇溶液极性较小，主要用于提取药材中的挥发油、叶绿素、树脂等。

【实验报告】

黄芩中黄芩苷的提取分离与鉴定实验报告

班级_____　姓名_____　学号_____　实验时间_____　成绩_____

1. 实验目的

2. 实验原理

3. 黄芩苷的提取分离操作流程

4. 黄芩苷的色谱鉴定操作步骤及色谱结果示意图

5. 实验记录（表7-16～7-18）

表 7-16　提取结果

黄芩质量(g)	黄芩苷质量(g)	提取率(％)

表 7-17　定性试验结果

鉴定项目	现象	结论及解释
盐酸-镁粉反应		
锆-枸橼酸反应		
$AlCl_3$ 反应		

表 7-18　色谱鉴定结果

	对照品溶液	试样溶液
斑点颜色		
荧光斑点颜色		
原点至斑点中心的距离(cm)		
原点至溶剂前沿的距离(cm)		
R_f		

6. 思考题
7. 实验小结与讨论
8. 教师评语

教师签字_____
年　月　日

实验十五　人参中人参皂苷的提取分离与鉴定

【实验目的】

(1)掌握三萜皂苷类化合物(以人参皂苷为例)的常用提取分离方法。

(2)掌握薄层色谱检识人参皂苷的方法。

(3)熟悉三萜类化合物的一般理化性质。

(4)了解 D101 型大孔吸附树脂法在分离纯化三萜类化合物中的应用。

【实验原理】

中药人参为五加科植物人参 *Panax ginseng* C. A. Mey. 的干燥根和根茎,是传统的名贵中药,栽培者称为"园参",野生者称为"山参"。人参主产于我国东北各省,以吉林抚松县为最佳,具有大补元气、复脉固脱、补脾益肺、生津安神的功效,用于体虚欲脱、肢冷脉微、脾虚食少、肺虚喘咳、津伤口渴、内热消渴、久病虚羸、惊悸失眠、阳痿宫冷、心力衰竭、心源性休克等。

　　人参中含有三萜皂苷、多肽、多糖、挥发油和氨基酸等多种生物活性物质，其中三萜皂苷类成分——人参皂苷(Ginsenoside)为人参最主要的有效成分，同时也是最主要生物活性成分，具有广泛的生理活性。其作用具体包括增强机体免疫力，延迟衰老和耐疲劳，调节中枢神经系统，改善心脑血管供血等，也有报道称人参皂苷可抑制肿瘤细胞生长并对抗氧化应激系统产生重要作用等。

　　目前，国内外学者已从人参植株中分离并鉴定出约 60 多种人参单体皂苷，其中人参根中的人参皂苷含量约为 5%。人参皂苷以异戊二烯为基本单位，其母核(人参皂苷元)是由 30 个碳原子组成的鲨烯环化物。人参皂苷由三萜苷元与不同糖类、糖醛酸以及其他有机酸组成，化学结构中有 1 个或多个寡糖链，通过糖苷键与苷元上的碳原子相连。组成寡糖链的糖分子一般为葡萄糖、木糖、半乳糖、阿拉伯糖或鼠李糖，寡糖链最多由 5 个单糖残基组成。人参皂苷的种类极其繁多，按苷元不同可分为人参二醇型(A 型)、人参三醇型(B 型)、齐墩果酸型(C 型)。其中 A 型与 B 型属于四环三萜达玛烷型衍生物，C 型属于五环三萜齐墩果烷型衍生物。A 型具体包括人参皂苷 Ra_1、Ra_2、Ra_3、Rb_1、Rb_2、Rb_3、Rc、Rd 等；B 型具体包括人参皂苷 Re、Rf、Rg_1、Rg_2、Rh_1 等；C 型为人参皂苷 Ro，是目前发现的唯一的齐墩果酸型皂苷。

　　人参皂苷大多数为白色无定形粉末或无色结晶，味甘苦，具有吸湿性，一般对酸不稳定(人参皂苷 Ro 除外)，弱酸下即可水解，但在水解后无法得到真正的原形皂苷元。人参皂苷具有光学活性，多呈右旋性，水溶液振摇后产生大量泡沫。人参皂苷易溶于水、甲醇、乙醇，可溶于正丁醇、乙酸、乙酸乙酯，难溶于乙醚、苯。由于人参皂苷在含水丁醇或戊醇中有较大的溶解度，所以此二者常作为提取人参皂苷的溶剂。

　　1. 人参二醇型(A 型)

表 7-19　人参皂苷的结构与分类(人参二醇型)

化学成分名称	R_1	R_2
20(S)原人参二醇	H	H
人参皂苷 Ra_1	glc(2→1)glc	glc(6→1)ara(p)(4→1)xyl
人参皂苷 Ra_2	glc(2→1)glc	glc(6→1)ara(f)(4→1)xyl
人参皂苷 Rb_1	glc(2→1)glc	glc(6→1)glc
人参皂苷 Rb_2	glc(2→1)glc	glc(6→1)ara(p)
人参皂苷 Rc	glc(2→1)glc	glc(6→1)ara(f)
人参皂苷 Rd	glc(2→1)glc	glc
人参皂苷 Rg_3	glc(2→1)glc	H
人参皂苷 Rh_2	glc	H

2. 人参三醇型(B型)

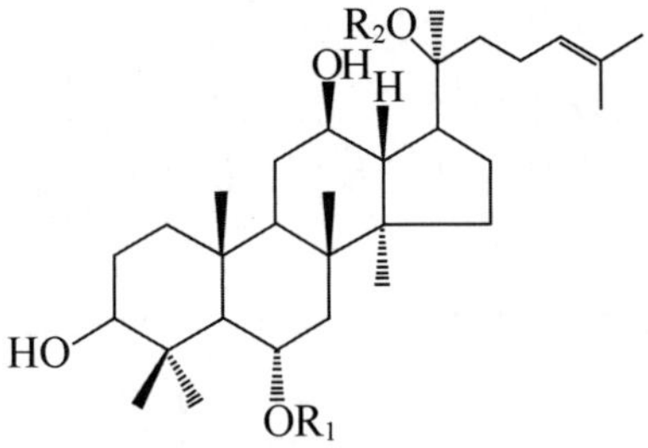

表 7-20　人参皂苷的结构与分类(人参三醇型)

化学成分名称	R_1	R_2
20(S)原人参三醇	H	H
人参皂苷 Re	glc(2→1)rha	glc
人参皂苷 Rf	glc(2→1)glc	H
人参皂苷 Rg_1	glc	glc
人参皂苷 Rg_2	glc(2→1)rha	H

3. 齐墩果酸型(C型)

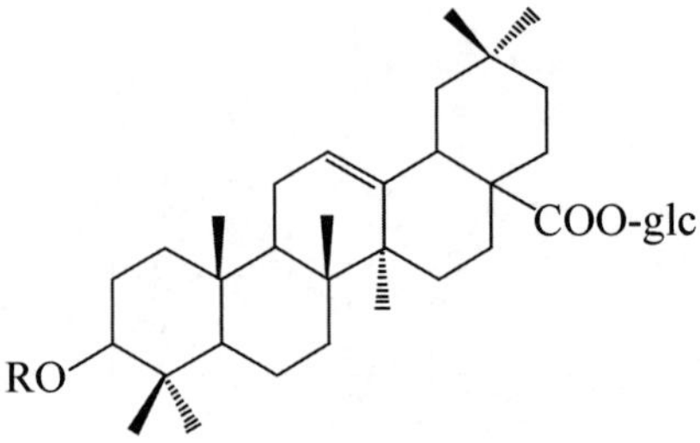

化学成分名称:人参皂苷 Ro　R=glcA(2→1)glc

本实验以人参为原料,利用人参皂苷难溶于乙醚等亲脂性有机溶剂,可溶于水饱和的正丁醇的性质进行提取,然后利用萃取法及大孔吸附树脂法进行分离纯化,最后通过薄层色谱进行检识。

【仪器与试剂】

旋转薄膜蒸发仪、恒温水浴锅、超声波提取器、电热套、电吹风、真空泵、索氏提取器、具塞锥形瓶、分液漏斗、玻璃漏斗、玻璃棒、烧杯、层析柱等。

人参粗粉、乙醚、正丁醇、三氯甲烷、甲醇、乙醇、蒸馏水、D101型大孔吸附树脂、人参皂苷Re对照品等。

【实验内容】

1. 人参皂苷的提取

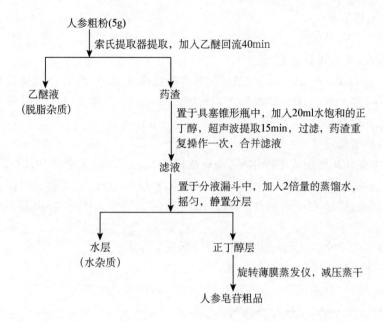

2. 人参皂苷的分离纯化

(1)D101 型大孔吸附树脂的预处理与再生。市售的大孔吸附树脂一般用 NaCl 及 Na_2SO_4 处理过,同时含有未聚合的单体、残余的致孔剂(多为长碳链的脂肪醇类)、分散剂和防腐剂等,使用前必须进行预处理除去。具体方法是将新购的树脂放在容器中,加入足量的蒸馏水,使其溶胀至体积不再增加为止;然后倒入层析柱内,柱内树脂量不要超过柱长的 1/2,除去悬浮于水溶液液面的树脂颗粒;再用 95%乙醇洗涤层析柱,直至流出液加 2 倍水混合后无白色混浊产生为止;最后用蒸馏水洗涤,除尽乙醇至无醇味即可。最终水位要保持在树脂层面以上,以免干柱,备用。

树脂经解吸附后即需再生。再生时用甲醇或乙醇浸泡洗涤即可,必要时可用 5% HCl 通过树脂柱,浸泡 2～4h 后水洗至中性;再用 2%NaOH 通过树脂柱,浸泡 2～4h 后水洗至中性;最后浸泡在甲醇或乙醇中备用。

(2)D101 型大孔吸附树脂分离纯化人参皂苷。

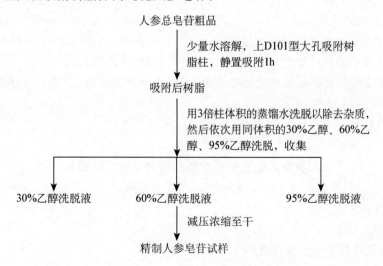

3. 人参皂苷的鉴定

(1)泡沫反应。取精制人参皂苷试样 1g,加水 10ml,加热 3min,过滤得滤液,取少许滤液置于试管中,振摇,观察现象并记录。

(2)Liebermann-Burchard 反应(乙酸酐-浓硫酸反应或 L-B 反应)。取适量精制人参皂苷试样置于试管中,加入 0.5ml 冰醋酸使之溶解,加入 0.5ml 乙酸酐,摇匀,沿管壁滴加 1 滴浓硫酸,观察颜色变化并记录。

(3)薄层色谱法鉴定

取精制人参皂苷试样加入甲醇溶解,制成浓度为 2mg/ml 的人参皂苷试样溶液。

取西洋参粉末 1g,加入 10ml 甲醇,超声波提取 10min,过滤,滤液制成西洋参试样溶液。

薄层板的制备:硅胶 G:0.7%羧甲基纤维素钠(CMC-Na)=1g:3ml,制成硅胶 G-CMC-Na 板。

吸附剂:硅胶 G-CMC-Na 板,使用前 105℃ 活化半小时。

展开剂:三氯甲烷-甲醇-水(65:35:10 下层)。

点样:人参皂苷试样溶液、人参皂苷 Re 对照品、西洋参试样溶液。

显色:喷洒 10% H_2SO_4 的乙醇试剂。

观察记录图谱及斑点颜色。

【思考题】

(1)比较人参与西洋参的薄层色谱图谱的结果有何不同。

(2)设计制备人参皂苷元的提取分离流程。

(3)如何利用化学反应区别三萜皂苷与甾体皂苷?

【附注】

(1)萃取操作时应注意尽量充分混匀,但不能过度猛烈振摇,以防乳化现象过于严重。

(2)在使用旋转薄膜蒸发仪进行减压浓缩时,因含人参皂苷的溶液易产生大量泡沫而发生倒吸现象,所以应注意观察,随时调整水浴温度及旋转的转速,以免发生事故。

(3)连续回流提取的过程中,因乙醚溶剂的沸点较低,故应控制水浴温度不宜过高,应与溶剂沸点相适应。温度可通过观察冷凝液滴下的速度来加以控制。

(4)利用索氏提取器也可进行溶剂的回收。方法是:提取时待完成最后一次虹吸现象,提取管中的提取液全部流回至烧瓶中后,立即将装有药材的滤纸包取出,再安装好仪器继续加热回流;待提取管中的溶剂液面升高至接近虹吸管顶部弯曲处,暂停回收,取下提取管,将管中回收的溶剂倒出,再安装好仪器,如此反复操作,即可完成回收溶剂的目的。

(5)由于本实验的展开剂易出现乳化现象,因此必须提前配制,以便有充分的静置时间,利于破乳。

【实验报告】

人参中人参皂苷的提取分离与鉴定实验报告

班级_____ 姓名_____ 学号_____ 实验时间_____ 成绩_____

1. 实验目的

2. 实验原理

3. 人参皂苷的提取分离操作流程

4. 人参皂苷薄层色谱鉴定的操作步骤及色谱结果示意图

5. 实验记录(表 7-21,7-22)

表 7-21　定性试验结果

鉴定项目	现象	结论及解释
泡沫反应		
乙酸酐-浓硫酸反应		

表 7-22　色谱鉴定结果

	对照品溶液	试样溶液	
		人参皂苷	西洋参
斑点颜色			
原点至斑点中心的距离(cm)			
原点至溶剂前沿的距离(cm)			
R_f			

6. 思考题

7. 实验小结与讨论

8. 教师评语

教师签字_____

年　月　日

实验十六　甘草中甘草皂苷的提取分离与鉴定

【实验目的】

(1)掌握煎煮法提取甘草皂苷的原理和操作方法。

(2)熟悉三萜皂苷类的一般理化性质及鉴定方法。

【实验原理】

中药甘草是豆科植物甘草 *Glycyrrhiza uralensis* Fisch. 、胀果甘草 *Glycyrrhiza inflata* Bat. 或光果甘草 *Glycyrrhiza glabra* L. 的干燥根及根茎。甘草性平味甘,具有补脾益气、清热解毒、祛痰止咳、缓急止痛、调和诸药的功效。药理实验证明甘草皂苷能明显减轻急性肝炎的肝细胞坏死和气球样变性,由于其高甜度、低热量、安全无毒等优良特性,临床上常使用含甘草甜素的制剂治疗乙肝等慢性肝炎。

甘草皂苷又称甘草酸或甘草甜素,为白色结晶体,易溶于热水、乙醇,不溶于醚,味极甜。甘草皂苷结构如下:

(1)根据甘草皂苷易溶于热水的特性,可以选用水煮法提取甘草皂苷。

(2)三萜皂苷具有降低水溶液表面张力的作用,因此三萜皂苷水溶液经强烈振摇后能产生持久性泡沫。

(3)利用三萜类化合物在无水条件下与强酸、中强酸等作用会产生颜色变化或荧光的特点,可进行鉴别。

【仪器与试剂】

电热套、烧杯、玻璃棒、比色管等。

甘草粗粉、5% HCl 溶液、5% NaOH 溶液等。

【实验内容】

1. 甘草皂苷的提取　取 15g 甘草粗粉置于烧杯中,加入约 40ml 水,加热提取,沸腾 30min,静置至冷却,取上清液备用。

2. 鉴定

(1)甘草皂苷的泡沫反应。取上述上清液少许作为样品溶液。取三支比色管,分别加入蒸馏水、5% HCl 溶液、5% NaOH 溶液各 5ml,再分别加入 10 滴样品溶液,振摇 1min,观察并记录现象。

(2)甘草皂苷的显色反应。①取少许样品溶于乙酸酐中,逐滴加入浓硫酸-乙酸酐(1∶20)直至褪色,观察并记录颜色变化;②取少许样品溶液溶于三氯甲烷中,沿试管壁缓慢加入浓硫酸,分别在日光和紫外光下观察硫酸层和三氯甲烷层的颜色并记录。

【思考题】

(1)三萜皂苷还有哪些提取方法?还可用什么方法提取甘草皂苷?

(2)甘草皂苷在酸性和碱性溶液中的泡沫高度有何不同?为什么?

(3)利用皂苷在酸性和碱性溶液中泡沫高度不同的特点,如何鉴别三萜皂苷和甾体皂苷?

【附注】

提取前将甘草粉碎为粗粉,有利于有效成分被热水溶出,收率稳定,操作简便。

【实验报告】

甘草中甘草皂苷的提取分离与鉴定实验报告

班级_____　姓名_____　学号_____　实验时间_____　成绩_____

1. 实验目的

2. 实验原理

3. 提取的操作流程

4. 实验记录(表 7-23,7-24)

表 7-23　泡沫反应结果

试剂	蒸馏水	5％HCl 溶液	5％NaOH 溶液
泡沫高度（cm）			
泡沫稳定时间（min）			

表 7-24　显色反应试验结果

鉴定项目	现象	结论及解释
浓硫酸-乙酸酐反应		
三氯甲烷-浓硫酸反应		

5. 思考题

6. 实验小结与讨论

7. 教师评语

教师签字_____

年　月　日

实验十七　三七中三七皂苷的提取分离与鉴定

【实验目的】

(1)掌握提取三七中三七皂苷的原理和操作。

(2)掌握柱色谱法提取分离的方法。

(3)熟悉皂苷类化合物的一般化学性质。

【实验原理】

根据三七皂苷的性质选择 D101 型大孔吸附树脂进行分离纯化。

三七为五加科植物三七 *Panax notoginseng*（Burk.）F. H. Chen 的干燥根和根茎,主产于云南文山州,故名文山三七,又名文州三七,别名山膝、金不换、田三七、田漆、田七、血参、滇三七。秋季花开前采挖,洗净,分开主根、支根及根茎,干燥。支根习称"筋条",根茎习称"剪口"。三七味甘、微苦,性温,归肝、胃经,有散瘀止血,消肿定痛的功效,用于咯血、吐血、衄血、便血、崩漏、外伤出血、胸腹刺痛、跌扑肿痛等。

三七总皂苷的主要成份为人参皂苷 Rb_1、人参皂苷 Rg_1、三七皂苷 R_1 等。

1. 人参皂苷 Rb_1（Ginsenoside Rb_1）　分子式为 $C_{54}H_{92}O_{23}$,分子量 1109.29;为白色粉末(乙醇-丁醇),熔点为 197～198℃,旋光度为＋12.42（c＝0.91,甲醇）。

2. 人参皂苷 Rg_1（Ginsenoside Rg_1）　分子式为 $C_{42}H_{72}O_{14}$,分子量 801.01,四环三萜类衍生物,为结晶性粉末(正丁醇-甲基乙基酮或甲酸乙酯),熔点为 194～196.5℃,旋光度为＋32(吡啶),旋光度$[\alpha]_D$＋24.80,可溶于甲醇、吡啶、热丙酮,微溶于乙酸乙酯及三氯甲烷。其乙酰化物可溶于甲醇、吡啶、热丙酮,微溶于乙酸乙酯及三氯甲烷,为针晶,熔点 245℃。

3. 三七皂苷 R_1（Notoginsenoside R_1）　分子式为 $C_{47}H_{80}O_{18}$,分子量 933.131,其结构式如下。

【仪器与试剂】

树脂柱、玻璃棒、玻璃棉或聚乙烯网(PE网)、塞子、250ml烧杯、500ml烧杯、索氏提取器、滤纸、细绳、电热套、旋转蒸发仪、100ml锥形瓶、蒸发皿、水浴箱、玻璃板、点样毛细管、紫外透射仪、50ml分液漏斗、展开缸。

D101型大孔吸附树脂、乙醇、酒精计、0.5%NaOH、1%HCl、三七药材、三七皂苷 R_1 对照品、人参皂苷 Rg_1 对照品、人参皂苷 Rb_1 标准品、石油醚、乙酸乙酯、甲醇。

【实验内容】

1. 大孔吸附树脂的预处理　取 D101 型大孔吸附树脂 30g,树脂柱内放入约为柱体体积 1/3 的乙醇溶剂,装柱后加入乙醇的量高于树脂高度,浸泡 24h;用乙醇洗脱,流速为 2BV/h,至洗脱液澄清,浸泡 12h;再用 1%HCl 冲洗,流速为 4BV/h,浸泡 2～4h;用 0.5%NaOH 冲洗,流速为 4BV/h,浸泡 2～4h;最后用水冲至中性,待用。

2. 三七皂苷的提取　取三七药材 30g,以 70%乙醇 150ml 为溶剂,使用索氏提取器提取 1h,回收乙醇至一定量,加入适量水,继续回收至无醇味,加入水使提取液总体积为 60ml,在 10℃下保存备用。

3. 三七皂苷的纯化　根据树脂的吸附量,吸取上述 60ml 提取液,通过预处理的大孔吸附树脂柱,用水洗脱至洗脱液无色;然后用 50%乙醇洗脱,洗脱至不显人参皂苷的化学反应;再用 95%乙醇洗脱,洗脱至洗脱液无色。

4. 鉴定

试样溶液:分别水浴蒸干,各取 0.5mg 加入 1ml 乙醇即得。

对照品溶液:三七皂苷 R_1、人参皂苷 Rg_1、人参皂苷 Rb_1 对照品溶液,均为 0.5mg/ml。

吸附剂:硅胶薄层板。

展开剂:石油醚-乙酸乙酯-甲醇-水(10∶45∶22∶10)的下层溶液。

检识:365nm 紫外光下观察斑点。

【思考题】

(1)根据三七皂苷的什么性质而选择 D101 型大孔吸附树脂进行分离纯化?三七皂苷还有哪些提取分离方法?

(2)三七皂苷的反应与三七皂苷 R_1、人参皂苷 Rg_1、人参皂苷 Rb_1 的分子结构有何关系?

【附注】

(1)大孔吸附树脂应保持乙醇湿润,装柱时应用玻璃棉或聚乙烯网(PE网),禁用棉花,棉花遇酸或碱会发生变性,堵塞色谱柱。

(2)必须用纯乙醇或95％乙醇处理树脂。

(3)在使用树脂之前要计算好体积。

(4)三七皂苷上样前务必保持溶液澄清,否则容易堵柱。

【实验报告】

三七中三七皂苷的提取分离与鉴定实验报告

班级_____ 姓名_____ 学号_____ 实验时间_____ 成绩_____

1. 实验目的

2. 实验原理

3. 三七皂苷的提取、分离纯化的操作流程

4. 三七皂苷色谱鉴定操作步骤及色谱结果示意图

5. 实验记录(表7-25)

表7-25 色谱鉴定结果

	对照品溶液	试样溶液
斑点颜色		
荧光斑点颜色		
原点至斑点中心的距离(cm)		
原点至溶剂前沿的距离(cm)		
R_f		

6. 思考题

7. 实验小结与讨论

8. 教师评语

教师签字_____

年 月 日

实验十八 薯蓣中薯蓣皂苷的提取分离与鉴定

【实验目的】

(1)掌握提取薯蓣中薯蓣皂苷的原理和操作。

(2)熟悉皂苷类化合物的一般化学性质。

(3)了解薯蓣皂苷元的定性鉴别方法。

【实验原理】

穿龙薯蓣 *Dioscorea nipponica* Makino 又名穿山龙、穿龙骨、穿地龙等,为薯蓣科薯蓣属

植物。其性平,味苦;归肝、肺经;民间用以治腰腿疼痛、筋骨麻木、跌打损伤、咳嗽喘息等。薯蓣的根状茎所含薯蓣皂苷元是合成甾体激素药物的重要原料。

本实验利用稀酸将薯蓣皂苷水解成薯蓣皂苷元与单糖(葡萄糖,鼠李糖),由于糖溶于水,而薯蓣皂苷元不溶于水,故可用水将单糖洗去,得到混溶了薯蓣皂苷元的植物残渣,再使用有机溶剂(石油醚),通过固液萃取的方法直接从植物残渣中提取得到薯蓣皂苷元。

1. 薯蓣皂苷 薯蓣皂苷的分子式为 $C_{45}H_{72}O_{16}$,分子量 869.08,旋光度 $[\alpha]_D^{13}$-115°(c $=$ 0.373,乙醇),有杀昆虫和抗须癣毛菌等真菌的作用。

2. 薯蓣皂苷元 薯蓣皂苷元的分子式为 $C_{27}H_{42}O_3$,分子量 414.6258,是生产甾体激素类药物的重要基础原料。甾体激素具有很强的抗感染、抗过敏、抗病毒和抗休克的药理作用,是治疗风湿、心血管疾病、淋巴细胞白血病、皮肤病,以及抗肿瘤和抢救危重患者的重要用药。

【仪器与试剂】

锥形瓶、恒温水浴锅、层析缸、抽滤装置、电热套、电热恒温干燥箱、蒸发皿、索氏提取器、电吹风、真空泵、红外灯、紫外-可见分光光度计、圆底烧瓶(500ml)、冷凝管、烧杯、量瓶、量筒、搅拌棒、牛角勺、点样毛细管、尼龙布等。

薯蓣、H_2SO_4、Na_2CO_3 粉末、石油醚(30~60℃)、乙酸乙酯、乙酸、磷钼酸、95%乙醇、活性炭、薯蓣皂苷元的对照品。

【实验内容】

1. 提取

(1)水解。取 15g 薯蓣碎块置于 500ml 标口锥形瓶中,加入 200ml 3mol/l H_2SO_4,回流水解 3h,冷却,用尼龙布拧滤,并用水搓洗几遍后,打开尼龙布,加入 1.5gNa_2CO_3 粉末充分拌匀,再用水搓洗至接近中性,挤干,滤渣 80℃烘干。

(2)提取。将干燥的中性滤渣尽量压细,采用连续提取装置,加入石油醚(30~60℃)50ml,水浴恒温加热连续提取 3h;取提取液 1~2ml 置于蒸发皿中,挥干,进行乙酸-浓硫酸反应,若反应液为无色或微棕黄色,即到提取终点;回收溶剂,得到白色固体提出物。

(3)精制。使用95％乙醇重结晶,必要时加入活性炭脱色,得到纯白色晶体,烘干,称重,计算收率。

2. 鉴定　采用 TLC 薄层色谱法。

吸附剂:硅胶薄层板。

展开剂:石油醚-乙酸乙酯(7:3)。

样品:自制品无水乙醇溶液,薯蓣皂苷元的标准乙醇溶液。

显色剂:10％磷钼酸-乙醇溶液,喷雾后红外线灯下加热 10～20min。

【思考题】

(1)皂苷类化合物还有哪些提取方法?还可用什么方法提取薯蓣皂苷?

(2)画出薯蓣皂苷水解成薯蓣皂苷元与单糖的结构式。

(3)实验中提取液与乙酸-浓硫酸反应,当溶液变为无色或微棕黄色,即判断到达提取终点是运用了什么原理?

【附注】

(1)提取前将薯蓣切成碎块,方便进行水解反应。

(2)石油醚(30～60℃)易燃,水浴恒温加热连续提取时需要注意水浴温度,避免石油醚因温度过高燃烧。

【实验报告】

薯蓣中薯蓣皂苷的提取分离与鉴定实验报告

班级_____　姓名_____　学号_____　实验时间_____　成绩_____

1. 实验目的

2. 实验原理

3. 薯蓣皂苷的提取、精制操作流程图

4. 薯蓣皂苷元的色谱鉴定操作步骤及色谱结果示意图

5. 实验记录(表 7-26,7-27)

表 7-26　提取结果

薯蓣质量(g)	白色固体提出物质量(g)	纯白色晶体质量(g)	提取率(％)

表 7-27　色谱鉴定结果

	对照品溶液	试样溶液
斑点颜色		
荧光斑点颜色		
原点至斑点中心的距离(cm)		
原点至溶剂前沿的距离(cm)		
R_f		

6. 思考题

7. 实验小结与讨论

8. 教师评语

教师签字_____

年 月 日

实验十九　生姜中挥发油的提取分离与鉴定

【实验目的】

(1)掌握挥发油提取器的使用方法。

(2)掌握提取和分离比水轻的挥发油的常用方法。

【实验原理】

中药生姜是姜科姜属的多年生草本植物姜 *Zingiber officinale* Rosc. 的新鲜根茎,别名有姜根、百辣云、勾装指等。姜的根茎(干姜)、栓皮(姜皮)、叶(姜叶)均可入药,具有止呕、止咳等功效。

本实验目的是从生姜中提取挥发油。生姜的化学组成较为复杂,目前已从中发现了100多种化学成分,总体上分为挥发油、姜辣素和二苯基庚烷三大类。水蒸气蒸馏、溶剂萃取法等可从生姜中提取挥发油,主要成分为倍半萜烯类碳水化合物、氧化倍半萜烯、单萜烯类碳水化合物和氧化单萜烯类。倍半萜烯类碳水化合物主要包括 α-姜烯、β-红没药烯、芳基-姜黄烯、α-法呢烯和 β-倍半水芹烯。单萜烯类组分对姜的呈香贡献最大;氧化倍半萜烯含量较少,但对姜的风味特征贡献较大。

生姜中的挥发油是透明、浅黄或橘黄色的可流动液体,在水蒸气蒸馏时,高沸点的挥发油和低沸点的水一起被蒸出随即一同冷凝。挥发油形成的油滴分散在介质水中,可用乙酸乙酯萃取,然后将乙酸乙酯蒸去即可得到较纯净的挥发油。

生姜中挥发油的折光率为 1.488 0～1.494 0,旋光性为 28°～45°,密度为 0.871～0.882 g/ml,化学性质不稳定。

【仪器与试剂】

挥发油提取装置、1000ml 圆底烧瓶、电热套、分液漏斗、蒸馏装置、水浴锅、刀、砧板等。

生姜、沸石、乙酸乙酯、无水硫酸钠。

【实验内容】

(1)在 1000ml 圆底烧瓶中放入已切成细条的生姜 300g,加入 500ml 水(不超过烧瓶总体积的 1/2)。安装挥发油提取装置(实验开始前要在挥发油提取装置的支管位置注满水),加入 4 粒沸石,加热,直至油滴的体积不发生变化。

(2)提取 2～3h 后,可收集到 5～6ml 水-挥发油蒸馏液,将蒸馏液转移至分液漏斗中,用乙酸乙酯萃取 2～3 次,每次用量 5～10ml。合并三次的乙酸乙酯萃取液,并用无水硫酸钠干燥,过滤。安装蒸馏装置,水浴蒸去乙酸乙酯,即可得到生姜挥发油。称重,计算产率(预先称好圆底烧瓶和沸石的质量)。

【思考题】

(1)利用挥发油提取装置提取挥发油的原理是什么？

(2)如何判断提取完全？

【附注】

(1)提取前将生姜切成细条,有利于有效成分被热蒸馏水溶出。提取率稳定,操作简便。

(2)挥发油提取装置在使用前,要在支管位置注满水。

【实验报告】

生姜中挥发油的提取分离与鉴定实验报告

班级_____　姓名_____　学号_____　实验时间_____　成绩_____

1. 实验目的

2. 实验原理

3. 实验操作流程

4. 实验记录(表7-28)

表7-28　提取结果

生姜质量(g)	烧瓶+沸石总质量 (m₁)(g)	烧瓶+沸石总质量+ 挥发油质量(m₂)(g)	挥发油质量 m=m₂-m₁(g)	提取率(%)

5. 思考题

6. 实验小结与讨论

7. 教师评语

教师签字_____

年　月　日

实验二十　丁香中挥发油的提取分离与鉴定

【实验目的】

(1)掌握挥发油的水蒸气蒸馏提取操作技术。

(2)掌握挥发油含量测定器的操作方法。

(3)熟悉挥发油中酸性成分的分离方法。

【实验原理】

中药丁香为桃金娘科植物丁香 *Eugenia caryophyllata* Thunb. 的干燥花蕾及果实,又名公丁香(花蕾)、母丁香(果实),原产于非洲摩洛哥,现我国广东亦有种植。丁香花蕾中挥发油类物质(即丁香油)的含量为14%～20%,主要成分为丁香酚,占丁香油的78%～95%。除此之外,还有乙酰丁香酚(约占3%)及少量的丁香烯、甲基正戊酮、甲基正庚酮、香荚兰醛等,另外还含有齐墩果酸、鞣质、脂肪油及蜡。果实的丁香油含量为2%～9%。

丁香酚(Eugenol)的分子式为 $C_{10}H_{12}O_2$,分子量164.20,一般为无色或苍黄色液体,沸点为225℃,几乎不溶于水,可与乙醇、乙醚、三氯甲烷混溶。

本实验采用水蒸气蒸馏法提取丁香挥发油。丁香酚为苯丙素类衍生物,具有酚羟基,遇NaOH溶液即生成钠盐而溶解,酸化时又可游离,可利用这一性质将丁香酚从丁香挥发油中分离出来。

【仪器与试剂】

挥发油提取装置、挥发油含量测定器、电热套、托盘天平、量筒、玻璃珠、研钵、分液漏斗、层析缸、试管、电热套、硅胶 G 薄层色谱板、玻璃点样毛细管、恒温鼓风干燥箱等。

丁香、丁香酚对照品、二甲苯、10% NaOH、蒸馏水、10% HCl、无水硫酸钠、5% $FeCl_3$ 试剂、石油醚(60～90℃)、乙酸乙酯、5%香草醛-浓硫酸溶液。

【实验内容】

1. 丁香挥发油和丁香酚的提取分离

(1)丁香挥发油的提取。取丁香50g,捣碎,置于烧瓶中,加适量水浸泡湿润,使用水蒸气蒸馏法进行提取。也可将捣碎的丁香置于挥发油含量测定器的烧瓶中,加蒸馏水300ml与数粒玻璃珠,自挥发油含量测定器上端加水,至充满刻度部分并溢流入烧瓶为止;精确加入1ml二甲苯,然后连接回流冷凝管,加热蒸馏30min后,停止加热,放置15min以上;读取挥发油测定器中二甲苯油层体积,减去开始蒸馏前加入二甲苯的体积,即为挥发油的体积,再计算丁香中挥发油的含量。

(2)丁香酚的分离。将所得的丁香油置于分液漏斗中,加入10% NaOH 溶液80ml提取,并加入150ml蒸馏水稀释,分取下层水溶液,加入10% HCl 酸化使丁香酚呈油状液体,分取油层,用无水硫酸钠脱水干燥,得丁香酚粗品。

2. 鉴定

(1)$FeCl_3$ 试验。取少许丁香酚置于试管中,加入1ml乙醇溶解,加入2～3滴 $FeCl_3$ 试剂,振摇,观察颜色变化。

(2)薄层色谱检识

吸附剂:硅胶 G 薄层板。

样品:2%的丁香油溶液。

对照品:2%的丁香酚对照品溶液。

展开剂:石油醚-乙酸乙酯(9:1)。

显色剂:5%香草醛-浓硫酸溶液。

点样,在展开剂中展开,喷洒显色剂,105℃加热烘干,即显色。观察记录图谱及斑点颜色,并计算 R_f 值。

【思考题】

(1)从丁香中提取分离丁香酚的原理是什么?

(2)除水蒸气蒸馏法外,还可采用什么方法提取挥发油,原理是什么?

【附注】

(1)使用挥发油含量测定器提取挥发油,可以初步了解该药材中挥发油的含量,但所用药材的量应使蒸出的挥发油量不少于0.5ml为宜。

(2)挥发油含量测定器一般分为两种。一种适用于相对密度小于1.0的挥发油测定,另一种适用于测定相对密度大于1.0的挥发油。《中国药典》2015年版规定,测定相对密度大于1.0的挥发油,也可在相对密度小于1.0的测定器中进行,其方法是在加热前,预先加入1ml二甲苯于测定器内,然后进行水蒸气蒸馏,使蒸出的相对密度大于1.0的挥发油溶于二甲苯中。由于二甲苯的相对密度为0.8969,一般能使挥发油与二甲苯的混合溶液浮于水面。由测定器刻度部分读取油层的体积,扣除加入二甲苯的体积即为挥发油的体积。

(3)使用挥发油测定器提取挥发油,以测定器刻度管中的油量不再增加作为判断是否提取完全的标准。

【实验报告】

丁香中挥发油的提取分离与鉴定实验报告

班级_____　姓名_____　学号_____　实验时间_____　成绩_____

1. 实验目的
2. 实验原理
3. 丁香酚的分离流程
4. 丁香酚的色谱鉴定操作步骤及色谱结果示意图
5. 实验记录(表7-29~7-31)

表7-29　提取结果

丁香质量(g)	挥发油体积(ml)	丁香酚体积(ml)	挥发油提取率(ml/g)	丁香酚提取率(ml/g)

表7-30　定性试验结果

鉴定项目	现象	结论及解释
FeCl₃ 试验		

表 7-31 色谱鉴定结果

	对照品溶液	试样溶液
斑点颜色		
荧光斑点颜色		
原点至斑点中心的距离(cm)		
原点至溶剂前沿的距离(cm)		
R_f		

6. 思考题

7. 实验小结与讨论

8. 教师评语

教师签字_____

年 月 日

实验二十一　八角茴香中挥发油的提取分离与鉴定

【实验目的】

(1)掌握运用水蒸气蒸馏法提取天然药物中的挥发油的操作方法。

(2)掌握运用油斑实验和薄层板点滴反应对挥发油进行检识。

(3)熟悉挥发油的理化性质。

【实验原理】

中药八角茴香为木兰科植物八角茴香 *Illicium verum* Hook. f. 的干燥成熟果实,有温阳、散寒、理气的功效。八角茴香在药理上有抑菌、升高白细胞计数、镇痛、抑制血小板凝集等作用,其中抑菌作用与其所含挥发油有关。另外,八角茴香中所含有的莽草酸还是合成临床上抗击禽流感病毒的有效药物"达菲"的重要原料。

八角茴香所含的挥发油主要为反式茴香脑,其次为茴香醛,少量为桉树脑、柠檬烯等。

由于挥发油有不溶于水,但能随水蒸气蒸馏的特性,故常选用水蒸气蒸馏法提取。挥发油具有挥发性,在常温下可自然挥发,且滴在纸片上的挥发油在挥发后不会留下持久性油斑,因此,可通过油斑试验区分挥发油和脂肪油。

【仪器与试剂】

电热套或酒精灯、圆底烧瓶、冷凝管、橡胶管、铁架台、锥形瓶、分液漏斗、白纸、小烧杯、滴管、薄层板、毛细管等。

八角茴香、食盐、$FeCl_3$试液、溴酚蓝试液、氨性硝酸银试液、2,4-二硝基苯肼试液、香草醛-浓硫酸试液、碱性高锰酸钾试液等。

【实验内容】

1. 挥发油的提取分离　称取八角茴香粗粉 50g,置于 500ml 圆底烧瓶内,安装水蒸气蒸馏装置,加热,水蒸气蒸馏,收集蒸馏液,至馏出液不显混浊或无芳香气味时停止蒸馏。将蒸馏液收集于分液漏斗中,加入适量精制食盐,使蒸馏液含盐量约为 3%,混合均匀,密盖玻塞静置过夜,待挥发油全部聚集于液面时放出水层,收集挥发油,脱水干燥即可。观察挥发油的颜色并计算得油率(%)。

2. 鉴定

(1)油斑试验。将提取得到的八角茴香挥发油 1 滴,滴于滤纸左侧,取 1 滴菜籽油滴在滤纸右侧,常温放置(或加热烘烤),观察油斑的变化情况。

(2)薄层板点滴反应。取硅胶 G-CMC 板(5cm×10cm)一块,用铅笔在薄层板上打出格子,玻璃棒蘸取挥发油的乙醇溶液(用乙醇稀释至 5~10 倍的溶液),点在每个小方格内,控制斑点的大小,不要超格。每格只点一种试剂,空白对照也随同点相同的试剂。立即观察每一方格内颜色的变化,并初步推测八角茴香挥发油中可能含有的成分的类型。可选用的试剂有:$FeCl_3$ 试液、溴酚蓝试液、氨性硝酸银试液、2,4-二硝基苯肼试液、香草醛-浓硫酸试液、碱性高锰酸钾试液。

(3)薄层色谱法

层析材料:硅胶 G 薄层板(自制,105℃活化 1h)。

点样:95%乙醇稀释的八角茴香挥发油。

展开剂:石油醚-乙酸乙酯溶液(85:15)。

显色:香草醛-浓硫酸试剂。

观察记录图谱及斑点颜色,并计算 R_f 值。

【思考题】

(1)挥发油还有哪些提取方法?重油和轻油的提取方法是否相同?

(2)八角茴香所含挥发油的具体成分有哪些?

(3)根据本次提取挥发油的含量,判断实验样品是否符合《中国药典》2015 年版的标准。

【附注】

(1)冷凝管的水流方向一定是下进上出,在尝试进水时,要缓慢打开水龙头,避免橡皮管老化、水流量过大造成炸裂。

(2)馏出液加盐的目的是为了促进挥发油自水中析出,在盐析过程中一定要盖好分液漏斗的玻璃塞,以免挥发油在常温下自然挥发,降低挥发油产量,干扰实验结果判断。

【实验报告】

八角茴香中挥发油的提取分离与鉴定实验报告

班级_____ 姓名_____ 学号_____ 实验时间_____ 成绩_____

1. 实验目的

2. 实验原理

3. 挥发油提取和分离的操作流程

4. 薄层色谱结果示意图

5. 实验记录(表 7-32~7-35)

表 7-32　提取结果

八角茴香质量(g)	挥发油质量(g)	提取率(%)

表 7-33　油斑实验结果

挥发油的现象	菜籽油的现象

表 7-34　薄层板点滴反应结果

试剂	空白对照现象	八角茴香挥发油现象
$FeCl_3$ 试液		
溴酚蓝试液		
氨性硝酸银试液		
2,4-二硝基苯肼试液		
香草醛-浓硫酸试液		
碱性高锰酸钾试液		

表 7-35　色谱鉴定结果

	试样溶液
斑点颜色	
荧光斑点颜色	
原点至斑点中心的距离(cm)	
原点至溶剂前沿的距离(cm)	
R_f	

6. 思考题
7. 实验小结与讨论
8. 教师评语

教师签字_____
年　月　日

实验二十二　黄连中盐酸小檗碱的提取分离与鉴定

【实验目的】

(1)掌握从黄连中提取、精制盐酸小檗碱的方法。

(2)掌握小檗碱的化学性质与检识方法。

【实验原理】

中药黄连是毛茛科黄连属植物黄连 *Coptis chinensis* Franch. 的干燥根茎。具有清热燥湿、清心除烦、泻火解毒的功效。黄连的有效成分主要为生物碱,已分离出的主要生物碱有小檗碱(Berberine)、掌叶防己碱(Palmatine)、黄连碱(Jatrorrhizine)等。其中小檗碱有很强的抗菌作用,已广泛地应用于临床。小檗碱为黄色针状结晶,熔点为154℃,游离的小檗碱能缓缓溶于水(1:20)及乙醇中(1:100),易溶于热水及热醇,难溶于乙醚,石油醚、苯、三氯甲烷等有机溶剂,其盐在水中溶解度很小,尤其是盐酸盐。

本实验利用小檗碱的硫酸盐在水中的溶解度较大,而盐酸盐几乎不溶于水的性质,先将药材中的小檗碱转化为硫酸盐用水提出,再将其转化为盐酸盐,使用盐析法降低其在水中的溶解度,制得盐酸小檗碱。

【仪器与试剂】

烧杯、玻璃棒、抽滤装置、电热套、恒温水浴锅、电吹风、真空循环水泵、展开缸、纱布、烘箱、紫外线灯、铅笔、格尺、气雾喷雾瓶、电子天平、毛细管、量筒等。

黄连粗粉、NaCl、浓盐酸、0.5% H_2SO_4、石灰乳、正丁醇、冰醋酸、乙醇、盐酸小檗碱对照品、硅胶 G 板、改良碘化铋钾试剂、凡士林等。

【实验内容】

1. 盐酸小檗碱的提取　称取黄连粗粉100g,加入0.5% H_2SO_4 热浸三次,温度控制在65～70℃,第一次加入0.5% H_2SO_4 300ml,热浸1h,第二、第三次分别加入0.5% H_2SO_4 200ml,热浸30min,趁热过滤,合并三次提取液;加入浓盐酸调至 pH＝2～3,再加入提取液量10%(W/V)的固体 NaCl,搅拌使之充分溶解;冷却即析出大量黄色沉淀,放置过夜,常压过滤,即得盐酸小檗碱粗品,于80℃以下干燥,称重。

2. 盐酸小檗碱的精制　取盐酸小檗碱粗品加于25倍量的沸水中,加热数分钟,搅拌使其溶解。然后加入石灰乳调至 pH＝8～9,趁热过滤,滤液于65℃左右加浓盐酸调至 pH＝2,放置冷却,即析出大量黄色沉淀,过滤;用蒸馏水将沉淀洗至 pH＝4,抽干,于80℃以下干燥,即得精制盐酸小檗碱,称重,计算产率。

3. 盐酸小檗碱的检识(硅胶薄层层析法)

吸附剂:硅胶 G 薄层板,使用前置于烘箱,110℃烘0.5～1h,活化硅胶板。

样品:自制盐酸小檗碱乙醇溶液;盐酸小檗碱标准品乙醇溶液。

展开剂:正丁醇-乙酸-水(7:1:2),共10ml,必须现配现用。

显色剂:先置于365nm 紫外光下检视,晾干后,再喷洒改良碘化铋钾试剂,观察斑点颜色并与标准品对照,计算 R_f 值。

【思考题】

(1)从黄连中提取盐酸小檗碱的原理是什么?

(2)精制盐酸小檗碱的原理是什么? 加入石灰乳的作用是什么?

【附注】

(1)市售硅胶 G 薄层板(50mm×100mm)使用前应在110℃下活化30min。

(2)可用铅笔在点样板上画基线,点样基线应距离底边1～1.5cm。

(3)用毛细管在基线上点样品点,圆点直径不大于3mm,样品点与样品点之间的间距大于1cm。

(4)将硅胶 G 薄层板放入展开缸前,需用展开剂在展开缸中蒸气预平衡,将配制好的展开剂预先放于展开缸一侧 15～30min,使缸内蒸气平衡。

(5)薄层板放入展开缸时,浸入展开剂的深度为距圆点 5mm,展开剂的用量不可高于基线,展开缸上盖后应用凡士林涂抹并密封。

(6)溶剂开始展开时,一般上行展开 8～15cm,在溶剂前沿将达到硅胶板边缘时马上取出硅胶板,并在溶剂前沿的位置用铅笔画一条线。取出硅胶板晾干,使展开剂挥发。

(7)预平衡时,先将硅胶板放在无展开剂的一侧,预平衡 15～30min 即可;硅胶板点样后,放入展开缸有溶液的一侧,开始展开。

【实验报告】

黄连中盐酸小檗碱的提取分离与鉴定实验报告

班级_____ 姓名_____ 学号_____ 实验时间_____ 成绩_____

1. 实验目的
2. 实验原理
3. 实验操作流程
4. 实验记录(表 7-36,7-37)

表 7-36 提取结果

黄连质量(g)	盐酸小檗碱粗粉质量(g)	盐酸小檗碱精制质量(g)

表 7-37 色谱鉴定结果

	对照品溶液	试样溶液
斑点颜色		
荧光斑点颜色		
原点至斑点中心的距离(cm)		
原点至溶剂前沿的距离(cm)		
R_f		

5. 思考题
6. 实验小结与讨论
7. 教师评语

教师签字_____

年 月 日

实验二十三 黄柏中盐酸小檗碱的提取分离与鉴定

【实验目的】

(1)掌握从黄柏中提取盐酸小檗碱的原理和方法。

(2)掌握盐酸小檗碱的理化性质和鉴别方法。

(3)熟悉 TLC 的基本操作及其在中药有效成分提取分离中的应用。

【实验原理】

中药黄柏是芸香科植物黄皮树 *Phellodendron chinense* Schneid. 或黄檗 *Phellodendron amurense* Rupr. 的树皮,其主要有效成分为小檗碱。小檗碱及其盐类有较好的抗菌作用,临床用以治疗由大肠杆菌和痢疾杆菌引起的轻度肠道感染。小檗碱(Berberine)为黄色结晶体,在黄柏中的含量为 1.4%~4%(川黄柏中含量较高)。小檗碱能缓缓溶于冷水中(1:20),微溶于冷乙醇(1:100),易溶于热水和热乙醇,微溶或不溶于苯、三氯甲烷和丙酮;其盐酸盐微溶于冷水(1:500),但较易溶于沸水,其硫酸盐和枸橼酸盐在水中溶解度较大(1:30)。

由于黄柏中含有大量的黏液质,故采用石灰乳法,使药材的黏液质与石灰乳生成难溶于水的钙盐,碱性条件还可使小檗碱游离出来,溶于水层;加入 HCl 使其转化为盐酸盐,降低其在水中的溶解度,再结合盐析法,使小檗碱以沉淀形式析出。

小檗碱   盐酸小檗碱

【仪器与试剂】

1000ml、500ml、100ml、10ml 烧杯,10ml 试管,试管架,托盘天平,量筒,三角漏斗,洗瓶,布氏漏斗,电炉,10cm×20cm 薄层板,10cm×20cm 薄层色谱缸,点样毛细管,暗箱式三用紫外分析仪,玻璃棒,牛骨匙,纱布,脱脂棉。

川黄柏粗粉、滤纸、pH 试纸、生石灰、1% H_2SO_4、浓硫酸、浓盐酸、浓硝酸、次氯酸钠、10% NaOH、丙酮、乙醇、稀硫酸、锌粒、食盐、薄层用硅胶 H-CMC-Na 板、苯、乙酸乙酯、异丙醇、甲醇、氨水、盐酸小檗碱对照品。

【实验内容】

1. 盐酸小檗碱的提取分离

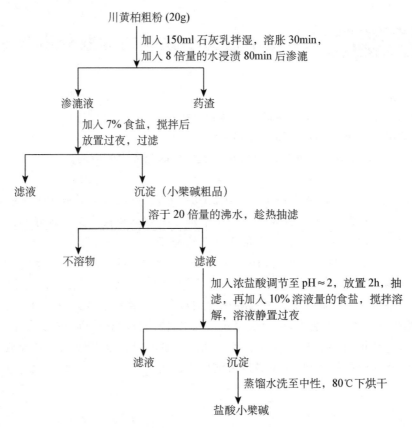

川黄柏粗粉 (20g)

加入 150ml 石灰乳拌湿, 溶胀 30min,
加入 8 倍量的水浸渍 80min 后渗漉

渗漉液   药渣

加入 7% 食盐, 搅拌后
放置过夜, 过滤

滤液   沉淀 (小檗碱粗品)

溶于 20 倍量的沸水, 趁热抽滤

不溶物   滤液

加入浓盐酸调节至 pH≈2, 放置 2h, 抽
滤, 再加入 10% 溶液量的食盐, 搅拌溶
解, 溶液静置过夜

滤液   沉淀

蒸馏水洗至中性, 80℃下烘干

盐酸小檗碱

2. 鉴定

(1)显色反应

1)取盐酸小檗碱少许,加入少许漂白粉(或次氯酸钠),即显樱红色。

2)取盐酸小檗碱少许,加入稀硫酸 2ml 使溶解,滴加浓硝酸 1～2 滴,即显樱红色。

3)取盐酸小檗碱约 0.05g,溶于 5ml 热水中,加入 10% NaOH 溶液 2ml,显橙色;溶液放冷,加入丙酮约 0.5ml,放置,有黄色丙酮小檗碱结晶析出。

4)取盐酸小檗碱少许,加入 2ml 水溶解,加入少许锌粉,再每隔 10min 分数次加入浓硫酸数滴,振摇,观察黄色是否消退。

(2)薄层色谱法鉴定

吸附剂:硅胶 H-CMC-Na 板。

展开剂:苯-乙酸乙酯-异丙醇-甲醇-水(6:3:1.5:1.5:0.3),氨蒸气预平衡 10min 后展开。

样品液:自制盐酸小檗碱甲醇液(每 1ml 溶液含 0.5mg 盐酸小檗碱)。

对照品液:盐酸小檗碱对照品甲醇液(每 1ml 溶液含 0.5mg 盐酸小檗碱)。

显色:置 365nm 紫外光下检视,显黄色荧光斑点。

记录样品斑点和对照品斑点的颜色和位置,计算 R_f 值。

【思考题】

(1)怎样从黄柏中提取分离盐酸小檗碱?原理是什么?为什么使用石灰乳?提取分离过程中加入 NaCl 有什么作用?

(2)以黄柏中提取盐酸小檗碱为例,试述药材粉碎度等对提取的影响。

【附注】

(1)实验原料尽可能选用小檗碱含量较高的川黄柏,不用小檗碱含量较低的关黄柏,后者黏液质较多,过滤过程烦琐。

(2)加入食盐的目的是将小檗碱转化为盐酸小檗碱,并利用其盐析作用,降低盐酸小檗碱在水中的溶解度。氯化钠的用量不宜过少,否则盐析效果不好,收率过低。

(3)在精制盐酸小檗碱时,因为盐酸小檗碱几乎不溶于冷水,放冷后易析出结晶,所以水浴加热溶解后,要趁热滤过,防止盐酸小檗碱在滤过时析出结晶,使滤过困难,产量降低。

(4)盐酸小檗碱为黄色结晶,含 2 分子结晶水,220℃时分解并转变为棕红色小檗红碱,285℃时完全熔融,因此干燥时温度不宜过高(一般不超过 80℃)。

【实验报告】

黄柏中盐酸小檗碱的提取分离与鉴定实验报告

班级_____ 姓名_____ 学号_____ 实验时间_____ 成绩_____

1. 实验目的
2. 实验原理
3. 盐酸小檗碱的提取分离流程
4. 盐酸小檗碱的色谱鉴定操作步骤及色谱结果示意图
5. 实验记录(表 7-38～7-40)

表 7-38 提取结果

黄柏质量(g)	盐酸小檗碱质量(g)	提取率(%)

表 7-39 定性试验结果

试剂	现象	结论及解释
漂白粉		
稀硫酸		
NaOH 溶液		
锌粉		

表 7-40 色谱鉴定结果

	对照品溶液	试样溶液
斑点颜色		
荧光斑点颜色		
原点至斑点中心的距离(cm)		
原点至溶剂前沿的距离(cm)		
R_f		

6. 思考题

7. 实验小结与讨论

8. 教师评语

教师签字_____

年　月　日

实验二十四　粉防己中生物碱类化学成分的提取分离与鉴定

【实验目的】

(1)掌握总生物碱的一般提取方法。

(2)掌握水溶性生物碱和脂溶性生物碱的分离方法。

(3)掌握生物碱的检识方法。

(4)熟悉回流提取法的原理及操作。

【实验原理】

中药粉防己为防己科植物粉防己 *Stephania tetrandra* S. Moore 的干燥根,其味苦辛,性寒,有祛风除湿、利尿通淋的功效。粉防己中含有多种生物碱成分,其中粉防己碱(又称汉防己甲素)可作为抗风湿药和镇痛药用于风湿、高血压等病症。

(1)根据大多数生物碱可溶于乙醇的通性,可用乙醇提取总生物碱,回收乙醇得到总生物碱的浸膏。

(2)脂溶性生物碱在酸性条件下生成盐,该盐溶于水而不溶于极性小的有机溶剂;在碱性条件下,又可游离出生物碱,该生物碱溶于极性小的有机溶剂,而不溶于水,利用此性质,可分离脂溶性生物碱和水溶性生物碱。

(3)利用汉防己甲素的极性比汉防己乙素的极性小,在冷苯中溶解度比乙素大,可分离同是脂溶性的汉防己甲素和乙素。

【仪器与试剂】

水浴锅,500ml圆底烧瓶,球型冷凝器,蒸馏头,具塞三角瓶(250ml、1000ml),直型冷凝器,接受管,减压毛细管,万能夹,烧杯(100ml、500ml),分液漏斗(250ml、500ml),量筒(100ml、500ml),试管,漏斗(60ml、100ml),微量进样器,天平,展开槽,硅胶G薄层板。

粉防己粗粉、95％乙醇、无水乙醇、三氯甲烷、正丁醇、浓盐酸、氨水、丙酮、NaOH、苯、无水硫酸钠、改良碘化铋钾试剂、硅钨酸试剂、苦味酸试剂、汉防己甲素对照品、汉防己乙素对照品。

【实验内容】

1. 粉防己中总生物碱的提取与分离

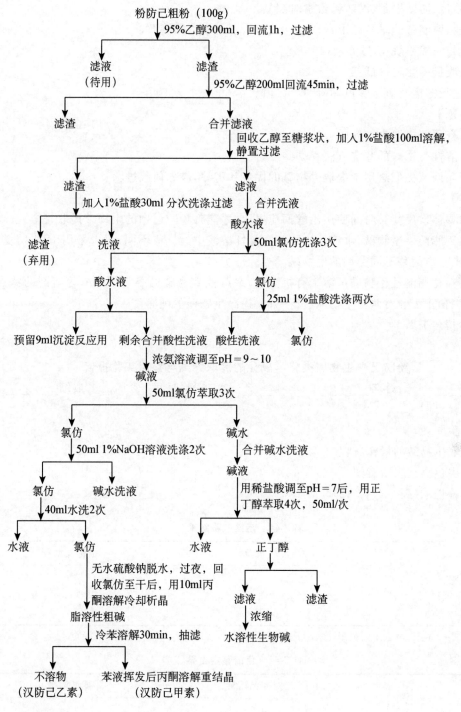

粉防己粗粉（100g）
　　↓95%乙醇300ml，回流1h，过滤

滤液（待用）　　滤渣
　　　　　　　　↓95%乙醇200ml回流45min，过滤

滤渣　　合并滤液
　　　　↓回收乙醇至糖浆状，加入1%盐酸100ml溶解，静置过滤

滤渣　　滤液
↓加入1%盐酸30ml分次洗涤过滤　　合并洗液

滤渣（弃用）　　洗液　　酸水液
　　　　　　　　　　　　↓50ml氯仿洗涤3次

酸水液　　氯仿
　　　　　↓25ml 1%盐酸洗涤两次

预留9ml沉淀反应用　　剩余合并酸性洗液　　酸性洗液　　氯仿
　　　　　　　　　　　↓浓氨溶液调至pH＝9～10

碱液
↓50ml氯仿萃取3次

氯仿　　碱水
↓50ml 1%NaOH溶液洗涤2次　　合并碱水洗液

氯仿　　碱水洗液　　碱液
↓40ml水洗2次　　　　↓用稀盐酸调至pH＝7后，用正丁醇萃取4次，50ml/次

水液　　氯仿　　水液　　正丁醇
　　　↓无水硫酸钠脱水，过夜，回收氯仿至干后，用10ml丙酮溶解冷却析晶

脂溶性粗碱　　滤液　　滤渣
↓冷苯溶解30min，抽滤　　↓浓缩

不溶物（汉防己乙素）　　苯液挥发后丙酮溶解重结晶（汉防己甲素）　　水溶性生物碱

2．鉴定

（1）沉淀反应。取上述提取过程中预留的 9ml 酸水液,分置于三个试管中,分别加入苦味酸试剂、改良碘化铋钾试剂、硅钨酸试剂,观察并记录产生的现象。

（2）薄层色谱鉴定

层析材料:硅胶 G 薄层板(自制,105℃活化 1h)。

对照品:汉防己甲素、汉防己乙素对照品。

供试液:取制备的汉防己甲素、汉防己乙素,用无水乙醇溶解。

展开剂:三氯甲烷-乙醇溶液(10:1)。

显色:改良碘化铋钾试剂。

观察记录图谱及斑点颜色,并计算 R_f 值。

【思考题】

(1)还有哪些提取生物碱的方法?

(2)水溶性生物碱的鉴定方法有哪些?

(3)简述回流提取法用于提取生物碱的优势和劣势,应如何改进?

【附注】

(1)需要多次反复长时间使用乙醇回流提取,才能将粉防己中的生物碱提取完全。

(2)由于脂溶性生物碱、水溶性生物碱在酸性溶液中的反应不同,可以采用 HCl 反复冲洗的方法初步分离两种不同类型的生物碱。

(3)可根据脂溶性生物碱可溶于有机溶剂,水溶性生物碱可溶于正丁醇等溶剂的特点,利用三氯甲烷和正丁醇对两种生物碱进行萃取,提高生物碱的纯净度。

【实验报告】

粉防己中生物碱类化学成分的提取分离与鉴定实验报告

班级_____　姓名_____　学号_____　实验时间_____　成绩_____

1. 实验目的

2. 实验原理

3. 提取生物碱的操作流程

4. 薄层色谱结果示意图

5. 实验记录(表 7-41,7-42)

表 7-41　定性试验结果

试剂	现象	结论及解释
苦味酸试剂		
改良碘化铋钾试剂		
硅钨酸试剂		

表 7-42　色谱鉴定结果

	对照品溶液	试样溶液
斑点颜色		
荧光斑点颜色		
原点至斑点中心的距离(cm)		
原点至溶剂前沿的距离(cm)		
R_f		

6. 思考题

7. 实验小结与讨论

8. 教师评语

教师签字_____

年　月　日

| 实验二十五 | 苦参中生物碱类化学成分的提取分离与鉴定 |

【实验目的】

(1)掌握离子交换法分离生物碱的方法和原理。

(2)掌握连续回流提取的原理和操作。

(3)掌握生物碱的薄层检识和沉淀反应。

(4)熟悉离子交换树脂的处理方法和基本操作。

【实验原理】

中药苦参为豆科植物苦参 *Sophora flavescens* Ait. 的干燥根。苦参味苦,性寒,有清热燥湿、杀虫、利尿的功效。苦参中含有多种生物碱成分,苦参煎剂中所含的苦参碱对家兔可产生利尿作用,可作为抗风湿药和镇痛药用于风湿、高血压等病症。

(1)综合利用冷浸、离子交换、连续回流提取的方法提取苦参中的生物碱,并利用生物碱沉淀试剂和薄层层析对苦参碱和氧化苦参碱进行检识。

(2)利用苦参碱和氧化苦参碱在层析柱上洗脱的速度不同,以及两种生物碱在丙酮中的溶解度不同,对苦参中苦参碱和氧化苦参碱进行提取和分离。

【仪器与试剂】

索氏提取器,布氏漏斗,三角瓶(25ml、500ml、1000ml),500ml抽滤瓶,漏斗,烧杯(250ml、1000ml),搪瓷盘(小),500ml蒸馏装置,试管,水浴锅,试管架,pH试纸,层析柱。

苦参粗粉、0.5% HCl、阳离子交换树脂、浓氨水、丙酮、硅胶 G、三氯甲烷、甲醇、碘-碘化钾试剂、改良碘化铋钾试剂、硅钨酸试剂、苦参碱对照品、氧化苦参碱对照品。

【实验内容】

1. 苦参中总生物碱的提取与分离

(1)提取

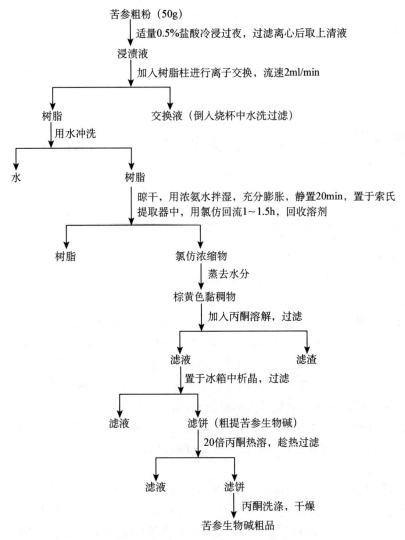

苦参粗粉（50g）
↓ 适量0.5%盐酸冷浸过夜，过滤离心后取上清液
浸渍液
↓ 加入树脂柱进行离子交换，流速2ml/min
┌─────────────────┴─────────────────┐
树脂   交换液（倒入烧杯中水洗过滤）
↓ 用水冲洗
┌──────┴──────┐
水   树脂
              ↓ 晾干，用浓氨水拌湿，充分膨胀，静置20min，置于索氏
              提取器中，用氯仿回流1~1.5h，回收溶剂
        ┌──────────┴──────────┐
        树脂   氯仿浓缩物
                               ↓ 蒸去水分
                               棕黄色黏稠物
                               ↓ 加入丙酮溶解，过滤
                        ┌──────┴──────┐
                        滤液   滤渣
                        ↓ 置于冰箱中析晶，过滤
                 ┌──────┴──────┐
                 滤液   滤饼（粗提苦参生物碱）
                               ↓ 20倍丙酮热溶，趁热过滤
                        ┌──────┴──────┐
                        滤液   滤饼
                                       ↓ 丙酮洗涤，干燥
                                       苦参生物碱粗品

（2）分离。取 100 目层析用氧化铝（中性或碱性）20g，经漏斗缓慢加入 1cm×24cm 层析柱内（干法装柱）。取苦参生物碱粗品 0.2g，加入 2g 氧化铝，搅匀，研细，装入层析柱顶端；先用 14ml 三氯甲烷通过层析柱，再用三氯甲烷-甲醇（9∶1）洗脱，流速为 1ml/min，每 2ml 一份，约收 9 份；经薄层层析鉴定，相同流份合并，在水浴上回收溶剂；剩余物加入适量无水丙酮溶解放置，析出的结晶为氧化苦参碱。

2. 鉴定

（1）沉淀反应。取少许提取的苦参生物碱粗品溶于 3ml 稀盐酸中，分置于三个试管中，分别加入碘-碘化钾试剂、改良碘化铋钾试剂、硅钨酸试剂，观察并记录产生的现象。

（2）薄层色谱鉴定

层析材料：硅胶 G 薄层板（自制，105℃活化 1h）。

标准液：苦参碱对照品、氧化苦参碱对照品。

供试液：取少量提取的苦参总生物碱溶于 1~2ml 丙酮中。

展开剂：三氯甲烷-甲醇-浓氨水（5∶0.6∶0.2）。

显色:改良碘化铋钾试剂。

观察记录图谱及斑点颜色,并计算 R_f 值。

【思考题】

(1)还有哪些提取生物碱的方法?

(2)对比苦参与粉防己中生物碱的提取、分离方法的异同。

(3)总结生物碱与改良碘化铋钾试剂、硅钨酸试剂反应时出现的现象。

【附注】

(1)进行离子交换以及柱层析分离时一定要注意流速,不能过快或过慢。

(2)苦参中的生物碱被吸附于离子交换树脂中后,利用生物碱可溶于三氯甲烷,且三氯甲烷易挥发的特点,可用水浴加热回流提取的方法对离子交换树脂进行洗脱,使吸附于树脂中的生物碱溶于三氯甲烷中,以便进行后续提取操作。离子交换树脂的洗脱顺序取决于与树脂的亲和力,主要为静电吸引,其次为疏水作用。

(3)柱层析法一般利用相似相溶的原理,根据流动相与固定相的极性选择溶剂,由于苦参碱、氧化苦参碱的极性较大,因此本实验选用甲醇-三氯甲烷系统作为流动相使用。

【实验报告】

苦参中生物碱类化学成分的提取分离与鉴定实验报告

班级_____　姓名_____　学号_____　实验时间_____　成绩_____

1. 实验目的

2. 实验原理

3. 提取生物碱的操作流程

4. 薄层色谱结果示意图

5. 实验记录(表 7-43,7-44)

表 7-43　定性试验结果

试剂	现象	结论及解释
碘-碘化钾试剂		
改良碘化铋钾试剂		
硅钨酸试剂		

表 7-44　色谱鉴定结果

	对照品溶液	试样溶液
斑点颜色		
荧光斑点颜色		
原点至斑点中心的距离(cm)		
原点至溶剂前沿的距离(cm)		
R_f		

6. 思考题

7. 实验小结与讨论

8. 教师评语

实验二十六 一叶萩中一叶萩碱的提取分离与鉴定

【实验目的】

(1)掌握生物碱类化学成分(以一叶萩碱为例)的常用提取分离方法。

(2)掌握离子交换树脂法提取分离生物碱的原理和方法。

(3)掌握薄层色谱检识一叶萩中一叶萩碱的方法。

【实验原理】

中药一叶萩为大戟科植物一叶萩 *Flueggea suffruticosa* (Pall.) Baill. 的嫩枝叶或根,又称叶底珠。中药一叶萩具有活血化瘀、舒通筋骨、健脾益肾、祛除风寒等功效,可治疗风湿性关节炎,各种腰痛、腰椎间盘突出,受风寒侵袭引起的身体麻木,以及小儿疳积等。一叶萩广泛分布于亚热带和温带地区,在我国资源十分丰富,主要分布于陕西、山西、东北、甘肃、河南、浙江、宁夏、湖北以及四川等省区。一叶萩植物中的根、茎干、嫩枝、叶、花等部位均含有生物碱,其中一叶萩碱(Securinine)含量最高,此外还有少量的二氢一叶萩碱(Dihydrosecurinine)、别一叶萩碱(Allosecurinine)、一叶萩醇 A(Securinol A)、一叶萩醇 B(Securinol B)、一叶萩醇 C 苦味酸盐(Securinol C picrate)、一叶萩新碱(Securitinine)等。

一叶萩碱是一种对脊髓和脑干中枢神经有兴奋作用的中枢兴奋药,可以兴奋中枢 X 神经、增强心肌收缩、升高血压,临床用硝酸一叶萩碱治疗面神经麻痹、小儿麻痹后遗症,以及股外侧神经炎感染引起的多发性神经炎,是神经科的常用药物。随着对其作用机制的深入研究,一叶萩碱的临床用途也日益广泛。

一叶萩碱的分子式为 $C_{13}H_{15}NO_2$,分子量 217.27,为淡黄色至黄色的结晶或结晶性粉末,无臭,味微苦。其熔点为 $142\sim143℃$,难溶于水,易溶于醇、三氯甲烷,较难溶于石油醚。一叶萩碱是由一个不饱和内酯、一个环己烯及一个哌啶和吡咯骈合而成的叔胺碱,分子中具有共轭双键,氮原子的孤对电子恰好处于共轭双键上,因而可与 π 电子发生干扰,从而延长共轭体系,产生"跨环共轭"。一叶萩碱与酸生成的盐无色,旋光度降低,表明氮原子上电子与质子不能再参与"跨环共轭"。一叶萩碱中氮原子三价都结在环中,有一定程度的碱性(pKa=7.2),因而具有生物碱的一般通性,能与生物碱沉淀试剂产生沉淀反应,也可与显色剂反应。

一叶萩碱结构式:

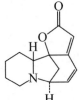

本实验的原理是根据生物碱盐可溶于水,难溶于有机溶剂的性质,将一叶萩的叶及嫩枝中多种形式的生物碱转变为在水中溶解度较大的生物碱盐提出。再利用生物碱盐在水中可解离出生

物碱阳离子,可与阳离子交换树脂发生离子交换反应,而被交换到树脂中,与其他杂质分离。将树脂进行碱化,可使生物碱从树脂中重新游离出来,使用有机溶剂回流洗脱,达到分离纯化的目的。

其主要反应式为:

$$ALK + H^+ \rightarrow ALKH^+$$

$$R\text{-}SO_3^- H^+ + ALKH^+ \rightarrow R\text{-}SO_3^- ALKH^+ + H^+$$

$$R\text{-}SO_3^- ALKH^+ + NH_4^+ OH^- \rightarrow R\text{-}SO_3^- NH_4^+ + ALK + H_2O$$

【仪器与试剂】

渗漉筒、索氏提取器、恒温水浴锅、电吹风、真空泵、层析柱、旋转薄膜蒸发仪、电热套、电吹风、真空泵、紫外线灯、具塞锥形瓶、分液漏斗、玻璃漏斗、玻璃棒、烧杯、量筒、pH试纸等。

一叶萩叶及嫩枝、浓硫酸、731型阳离子交换树脂、氨水、石油醚(30～60℃)、羧甲基纤维素钠(CMC-Na)、硅胶G(薄层层析用)、甲酸乙酯、甲酸、一叶萩碱对照品等。

【实验内容】

1. 一叶萩中一叶萩碱的提取分离

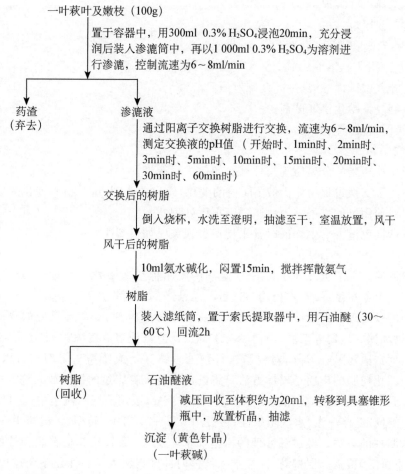

2. 一叶萩碱的结构鉴定

(1)定性反应

利用生物碱在酸性条件下能与生物碱沉淀试剂发生反应而显色的性质。取 1ml 渗漉液,分别加入改良碘化铋钾试剂、碘-碘化钾试剂、硅钨酸试剂,观察并记录现象。

(2)硅胶吸附薄层色谱法鉴定

取样品少许加入 1ml 三氯甲烷制成试样溶液。

薄层板:硅胶 G:0.7％羧甲基纤维素钠(CMC-Na)＝1g:3ml,制成硅胶 G-CMC-Na 板。

吸附剂:硅胶 G-CMC-Na 板,使用前 105℃活化半小时。

展开剂:三氯甲烷-乙醚-乙醇(25:25:2),置于碱性环境中。

点样:一叶萩碱试样溶液、一叶萩碱对照品溶液。

显色:喷洒改良碘化铋钾试剂。

观察记录图谱及斑点颜色。

(3)氧化铝薄层色谱法鉴定

取样品少许加入 1ml 三氯甲烷制成试样溶液。

薄层板:氧化铝:0.7％羧甲基纤维素钠(CMC-Na)＝1g:3ml,制成氧化铝-CMC-Na 板。

吸附剂:氧化铝-CMC-Na 板,使用前 105℃活化半小时。

展开剂:选择三种溶剂系统分别展开。

A 系统:三氯甲烷。

B 系统:石油醚-三氯甲烷(1:1)。

C 系统:三氯甲烷-乙醇(9:1)。

点样:一叶萩碱试样溶液、一叶萩碱对照品溶液。

显色:喷洒改良碘化铋钾试剂。

观察记录图谱及斑点颜色。

【思考题】

(1)离子交换树脂的分离原理是什么?如何进行选择?

(2)观察离子交换过程中流出液 pH 值的变化,绘出曲线图,试分析其变化的原因。

(3)如何对使用过的离子交换树脂进行再生处理?

(4)硅胶薄层色谱分离生物碱时常出现何种现象?如何解决?

【附注】

(1)装渗漉筒。取适量 0.3％ H_2SO_4 湿润的脱脂棉垫在渗漉筒的底部,分层填压经过浸润的药材,药面上盖滤纸或纱布,再均匀覆盖一层洁净的细石块。

(2)树脂的预处理。工业产品的树脂常含有一些过剩溶剂、未参加反应的物质、少量低分子量的聚合物和铁、铅、铜等杂质,当树脂与水、酸、碱或其他溶液接触时,上述可溶性杂质就会进入溶液中,而造成污染。另外,对树脂进行预处理将其转成所需离子型还可以提高其稳定性,并能起到活化树脂的作用。具体方法是将已用水充分膨胀过的树脂放入烧杯中,用 5 倍量的 6％～7％ HCl 浸泡过夜,先用离子水洗至 pH＝3～4,改用蒸馏水洗至中性;再用 6％～7％ NaOH(约 2 倍量)搅拌洗涤,水洗至中性;最后用 6％～7％ HCl 转型,水洗至中性,待用。

(3)装树脂柱的方法。经过预处理的树脂加水至悬浮,倒入底部垫有脱脂棉的交换柱中,待树脂颗粒下沉后,覆盖一层棉花,以免加入液体时冲破树脂表面。注意整个过程中树脂上部要覆盖少量液体,以免进入空气产生气泡,影响交换结果。将树脂柱表层多余液体由底部活塞放出,待液层降至树脂层表面时(注意不要流干),关闭活塞,由柱的上部加入酸性提取液,打开活塞开始交换。

(4)硅胶薄层色谱展开时的碱性环境。在层析缸中放置一个装有氨水的小烧杯,使挥发的氨气在层析缸中充分饱和。

【实验报告】

一叶萩中一叶萩碱的提取分离与鉴定实验报告

班级_____ 姓名_____ 学号_____ 实验时间_____ 成绩_____

1. 实验目的
2. 实验原理
3. 一叶萩碱的提取分离操作流程
4. 一叶萩碱薄层色谱鉴定操作步骤及色谱结果示意图
5. 实验记录(表 7-45,7-46)

表 7-45 定性试验结果

试剂	现象	结论及解释
改良碘化铋钾试剂		
碘-碘化钾试剂		
硅钨酸试剂		

表 7-46 色谱鉴定结果

对照品溶液	试样溶液			
	硅胶薄层板	氧化铝薄层板		
		A 系统	B 系统	C 系统
斑点颜色				
原点至斑点中心的距离(cm)				
原点至溶剂前沿的距离(cm)				
R_f				

6. 思考题
7. 实验小结与讨论
8. 教师评语

教师签字_____

年 月 日

实验二十七 中药化学成分预试验

【实验目的】

(1)掌握中药化学成分预试验的基本方法及原理。

(2)掌握中药化学成分预试验的程序及对反应结果进行预判的方法。

(3)如实记录预试验结果,正确书写实验报告。

【实验原理】

根据中药中各类化学成分溶解度不同,选用不同溶剂,按照极性从小到大,顺次提取以制备预试验样品溶液,然后选用简便、快速的显色试剂,对预试验样品溶液进行化学成分类型的鉴别,达到大致了解未知中药原料所含成分类型的目的,为进一步选择恰当的提取、分离方法提供科学依据。

【仪器与试剂】

回流装置、烧杯、三角烧瓶、抽滤装置、分液漏斗、水浴锅、试管、试管架、荧光灯、表面皿等。

中药原料(粗粉)、蒸馏水、乙醇、乙酸乙酯、石油醚、滤纸、pH试纸、碘化铋钾、碘化汞钾、苦味酸、雷氏铵盐、HCl、浓硫酸、NaOH、KOH、AlCl₃、FeCl₃、氨水、乙酸酐、4-氨基安替比林、铁氰化钾、盐酸羟胺、溴甲酚绿、3,5-二硝基苯甲酸、α-萘酚、镁粉、乙酸镁、CuSO₄、酒石酸钾钠、茚三酮、明胶、磷钼酸。

【实验内容】

1. 供试液的制备流程

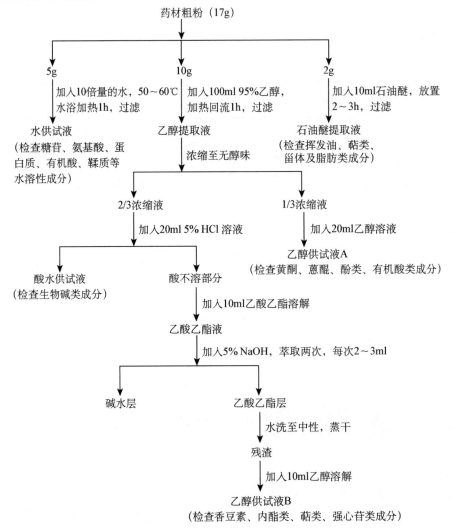

2. 鉴定

(1)水供试液。检查糖、多糖、苷类、氨基酸、多肽、蛋白质、有机酸、皂苷、鞣质及水溶性生物碱等成分。

1)Molish 反应。检测供试液中糖类、苷类的存在。取试样 1ml 于试管中,滴加 3% α-萘酚-乙醇溶液 1～2 滴,振摇,再沿管壁缓缓加入浓硫酸 0.5ml(倾斜试管),若试样和硫酸液面交界处出现紫色环,则表明存在糖类、苷类成分。

2)Fehling 反应。检测供试液中可溶性还原糖的存在。先将 $CuSO_4$ 溶液、酒石酸钾钠与 NaOH 溶液混合,制成深蓝色溶液(斐林试剂,现配现用),取 0.5ml 斐林试剂加入供试液中,水浴加热 2～3min,若产生砖红色沉淀,则表明供试液中存在还原糖。

3)pH 试纸检查。取供试液滴于 pH 试纸上,若 pH<7,则表明试液中含有酸性物质,可能为蒽醌或黄酮类化合物。

4)溴甲酚绿试验。取试样滴于滤纸片上,喷洒 0.1% 溴甲酚绿溶液,若立即在蓝色背景上显黄色的斑点,则指示可能存在有机酸。

5)$FeCl_3$ 试验。取供试液 1ml,滴加 1% $FeCl_3$ 试剂 1～2 滴,若溶液立即呈现蓝、绿、蓝黑或暗褐色,甚至有沉淀产生(若供试液显碱性,加乙酸酸化后再加 $FeCl_3$),则表明供试液中存在含有酚羟基的成分。由于鞣质成分通常易被水浸出,因此若 $FeCl_3$ 试验呈阳性,则指示可能存在鞣质。

6)明胶试验。若 $FeCl_3$ 试验呈阳性,则续做本项试验。取供试液 1ml,加入明胶试剂 2～3 滴,若产生白色沉淀或溶液变混浊,则指示存在鞣质;若不产生此现象,则可能为非鞣质的酚性成分,如黄酮类、蒽醌类、香豆素类等,有待进一步验证。

7)茚三酮试验。取供试液 1ml 于试管中,加入 0.2% 茚三酮乙醇溶液,水浴加热 5min,冷却,若溶液呈现蓝色或蓝紫色,则表明存在氨基酸、多肽或蛋白质。

8)双缩脲反应。若茚三酮试验呈阳性,则续做本项试验。取供试液 0.5ml,滴入 1～2 滴 1% NaOH 溶液,摇匀,再滴入 1% $CuSO_4$ 试液,边滴入边摇匀,观察溶液颜色,如呈紫色或红紫色,则表明含有多肽或蛋白质。

9)泡沫试验。取供试液 2ml 于试管中,手指堵住试管口用力振摇 2min,若产生大量泡沫,则静置 10min,若放置后泡沫没有明显消失,则表明含有皂苷;若放置后泡沫显著减少或消失,则表明含有蛋白质和黏液质。

10)乙酸酐-浓硫酸试验。若泡沫试验呈阳性,则续做本项试验。取试样 2 滴于点滴板,待溶剂挥干,滴加 12 滴冰醋酸,再滴加 2 滴乙酸酐-浓硫酸(20:1),观察颜色。结合泡沫试验,若溶液出现黄、红、蓝、紫、绿等颜色变化,最后褪色,则指示可能含甾体皂苷;若出现黄、红、蓝等颜色变化,则表明可能含有三萜皂苷。

11)雷氏铵盐试验。取试样 1ml 于试管中,调至 pH=3～4,加入数滴 2% 雷氏铵盐试剂,若生成黄红色沉淀,则表明可能含有水溶性生物碱。

(2)酸水供试液。检查生物碱类化学成分。

1)碘化铋钾试验。取试样 1ml 于试管中,加入 1～2 滴碘化铋钾试剂,若溶液呈现棕黄至棕红色,则表明可能存在生物碱成分。

2)碘化汞钾试验。若碘化铋钾试验呈阳性,则续做本项试验。取试样 1ml 于试管中,滴加 1～2 滴碘化汞钾试剂,若产生白色或类白色沉淀,则表明可能存在生物碱成分。

3)硅钨酸试验。若碘化铋钾试验与碘化汞钾试验反应呈阳性,则续做本项试验。取试样1ml于试管中,滴加1~2滴硅钨酸试剂,若产生褐色或暗褐色沉淀,则表明可能存在生物碱成分。

4)苦味酸试验。若碘化铋钾试验、碘化汞钾试验与硅钨酸试验呈阳性,则续做本项试验。取试样的中性水溶液,滴入1滴苦味酸饱和水溶液,若产生黄色沉淀,则表明可能存在生物碱成分。

(3)乙醇供试液A。检查黄酮、蒽醌、酚类、有机酸等成分。

1)$FeCl_3$试验、溴甲酚绿试验:参考水供试液。

2)盐酸-镁粉试验。取供试液1ml于试管中,加入少量镁粉,再加入4~5滴浓盐酸(必要时水浴加热数分钟),若溶液变为红至紫红色,则表明含有游离黄酮类或黄酮苷。此项检查需设置对照试验,取供试液1ml于试管中,仅加入4~5滴浓盐酸,若溶液变为红色,则指示供试液中可能含有花青素类或查耳酮类。

3)$AlCl_3$试验。将试样点于滤纸上,喷洒$AlCl_3$的乙醇溶液,若干燥后呈现黄色,且置于紫外光下呈显著的黄色荧光,则表明可能含有黄酮类成分。

4)NaOH试验。取试样1ml于试管中,加入1ml 10% NaOH溶液,若溶液呈现红或红紫色,则表明可能存在羟基蒽醌类成分。

5)乙酸镁试验。将试样点于滤纸上,喷洒0.5%乙酸镁-甲醇溶液,如显橙红色、紫红色或紫色(颜色与羟基的位置及数目有关),则说明存在羟基蒽醌成分。

如无上述颜色反应,可将滤纸干燥后置于紫外光下观察,若呈天蓝色荧光,则表明存在二氢黄酮或二氢黄酮醇类;若呈黄色、橙黄至褐色荧光,则表明存在黄酮、黄酮醇或异黄酮类成分。

(4)乙醇供试液B。检查香豆素、内酯等成分。

1)开环闭环试验。取试样1ml于试管中,加入2ml 1%KOH溶液,水浴加热3~4min,若溶液较加热前明显澄清,加入2%HCl酸化,溶液又变混浊,则指示可能存在含有内酯结构的成分(酚性化合物、有机酸同样有此现象,需综合分析)。

2)异羟肟酸铁试验。取试样1ml于试管中,滴加2~3滴7%盐酸羟胺试剂,再加入2~3滴10% NaOH的甲醇溶液,水浴加热数分钟,冷却,加入稀盐酸调至pH=3~4,滴加1~2滴1% $FeCl_3$乙醇溶液,若溶液呈橙红或紫红色,表明可能含有酯、内酯或酰胺类成分。

3)荧光试验。取1滴试样滴于滤纸上,晾干,在日光或紫外光下观察,呈天蓝色荧光。再喷洒1% NaOH溶液,若荧光增强,则指示可能含有香豆素类成分。

4)Emerson反应。将试样滴于滤纸上,喷洒Emerson试剂,若斑点呈红色,则表明可能存在含酚羟基对位无取代基的化合物。

5)3,5-二硝基苯甲酸试验(Kedde反应)。取试液1ml,滴加数滴碱性3,5-二硝基苯甲酸试剂(新配制),若溶液呈红色或深红色,则表示可能含有甲型强心苷类成分。

6)三氯化铁-冰醋酸试验(Keller-Kiliani反应)。取试样1ml,水浴蒸干,将残渣用0.5ml $FeCl_3$的冰醋酸试剂溶解,沿试管壁缓缓加入1ml浓硫酸,若两液层的交界面显红棕色或其他颜色,冰醋酸层(上层)呈蓝绿色,则表明可能存在含2,6-二去氧糖结构的成分。

7)乙酸酐-浓硫酸试验。若上述3,5-二硝基苯甲酸试验与三氯化铁-冰醋酸试验呈阳性,则续做本项试验。取试样2滴于点滴板,待溶剂挥干,滴加2滴冰醋酸,再滴加2滴乙酸酐-浓硫酸(20:1),观察溶液颜色。结合泡沫试验,若出现黄、红、蓝、紫、绿等颜色变化,最后褪色,则表明可能存在强心苷类成分。

(5)石油醚供试液。检查挥发油、萜类、甾体及脂肪类等。

1)油斑试验。将1滴石油醚提取液滴于滤纸上,若在空气中能挥发无油迹,则可能为挥发油;若出现持久性的透明油斑,则可能为油脂。

2)乙酸酐-浓硫酸试验。取试样2滴于点滴板,待溶剂挥干,滴加2滴冰乙酸,再滴加2滴乙酸酐-浓硫酸(20:1),观察颜色。结合泡沫试验,若出现黄、红、蓝、紫、绿等颜色变化,最后褪色,则指示可能存在含甾体母核的成分;若出现黄、红、蓝等颜色变化,则表明可能存在三萜类成分。

3)25%磷钼酸试验。将1滴试样滴在滤纸上,喷洒试剂后,置于115~118℃的烘箱中2min,若试剂被还原成钼蓝而显蓝色(背景为黄绿色或蓝青色),则表明试样中存在含有不饱和双键的油脂、三萜及甾醇等成分。

【思考题】

(1)预试验中供试液制备的原理是什么?

(2)中药化学成分预试验的意义是什么?

(3)在判断预试验结果时要注意哪些问题?在预试验过程中,如何避免假阳性反应?

【附注】

(1)进行中药化学成分预试验前,首先需要熟悉中药主要结构类型的理化性质、显色反应,明确在中药成分提取分离过程中,水提液、醇提液、石油醚提取液各部分所含的化学成分类型,对试验结果进行综合判断。

(2)显色反应时,若反应液因颜色过深而难以判断,可用适当溶剂稀释后再观察,或滴在滤纸上观察。

(3)难以正确判断检出反应结果时,分析原因。若因成分间相互干扰,则需要进一步处理,使各成分尽量分离;若因反应液中成分含量过低,可适当浓缩后再进行显色反应,必要时可进行纸色谱或薄层色谱检识。

(4)避免显色反应的假阳性或假阴性结果,必要时设置对照实验。

(5)苦味酸试剂检识是否存在生物碱时,应在中性条件或微酸性条件下进行,因为强酸性条件下,苦味酸本身可形成沉淀,对试验造成干扰。

【实验报告】

中药化学成分预试验实验报告

班级_____　姓名_____　学号_____　实验时间_____　成绩_____

1. 实验目的

2. 实验原理

3. 主要操作流程

4. 实验记录(表7-47~7-49)

表 7-47　水提取供试液预试验结果

检查项目	试验名称	结果
糖、多糖或苷	Molish 反应	
	Fehling 反应	
有机酸	pH 试纸检查	
	溴甲酚绿试验	
酚类	FeCl₃ 试验	
鞣质	FeCl₃ 试验	
	明胶试验	
氨基酸	茚三酮试验	
多肽、蛋白质	双缩脲反应	
皂苷	泡沫试验	
	乙酸酐-浓硫酸试验	
水溶性生物碱	雷氏铵盐试验	

表 7-48　醇提取供试液预试验结果

供试液分类	检查项目	试验名称	结果
酸水供试液	生物碱	碘化铋钾试验	
		碘化汞钾试验	
		硅钨酸试验	
		苦味酸试验	
乙醇供试液 A	酚类	FeCl₃ 试验	
	有机酸	溴甲酚绿试验	
	黄酮	盐酸-镁粉试验	
		AlCl₃ 试验	
	蒽醌	NaOH 试验	
		乙酸镁试验	
乙醇供试液 B	香豆素与萜类内酯	开环闭环试验	
		异羟肟酸铁试验	
		荧光试验	
		Emerson 反应	
		3,5-二硝基苯甲酸试验	
	强心苷类	三氯化铁-冰醋酸试验	
		乙酸酐-浓硫酸试验	

表 7-49　石油醚提取供试液预试验结果

检查项目	试验名称	结果
挥发油和油脂	油斑试验	
甾体和三萜类	乙酸酐-浓硫酸试验	
	25％磷钼酸试验	

5. 思考题

6. 实验小结与讨论

7. 教师评语

教师签字_____

年　月　日

下　篇

综合性及设计性实验项目

第八章 中药化学实验综合应用

实验二十八 小建中汤的处方制备

【实验目的】

(1)掌握小建中汤的处方制备方法。

(2)熟悉桂枝中挥发油的提取方法。

(3)掌握桂枝、甘草、白芍的定性鉴别。

【实验原理】

1. 处方概述

[中文名称] 小建中汤

[出处] 《伤寒论》

[处方] 桂枝三两(去皮) 甘草二两(炙) 大枣十二枚(擘) 芍药六两

生姜三两(切) 胶饴一升

[功能与主治] 功能温中补虚,和里缓急。主治中焦虚寒,肝脾不和证。腹中拘急疼痛,喜温喜按,神疲乏力,虚怯少气;或心中悸动,虚烦不宁,面色无华;或伴四肢酸楚,手足烦热,咽干口燥。

[用法与用量] 上六味,以水七升,煮取三升,去渣,内饴,更上微火消解。温服一升,日三服。(现代用法:水煎取汁,兑入饴糖,文火加热溶化,分两次温服。)

[用药禁忌] 呕吐或中满者不宜使用;阴虚火旺之胃脘疼痛忌用。

[方解] 方中重用甘温质润之饴糖为君,温补中焦,缓急止痛。臣以辛温之桂枝温阳气,祛寒邪;酸甘之白芍养营阴,缓肝急,止腹痛。佐以生姜温胃散寒,大枣补脾益气。炙甘草益气和中,调和诸药,是为佐使之用。其中饴糖配桂枝,辛甘化阳,温中焦而补脾虚;芍药配甘草,酸甘化阴,缓肝急而止腹痛。六药合用,温中补虚缓急之中,蕴有柔肝理脾、益阴和阳之意,用之可使中气强健,阴阳气血生化有源,故以"建中"名之。

2. 桂枝 桂枝中含挥发油0.69%,挥发油的主要成分为桂皮醛、桂枝醇等。桂皮醛有明显的镇静、抗肿瘤作用。挥发油类成分可用水蒸气蒸馏法提取。

3. 白芍 白芍主要含有芍药苷约3.1%、苯甲酸约1%、鞣质12.6%、挥发油等,其中芍药苷为单萜类糖苷化合物,具有扩张血管、镇痛镇静、抗炎抗溃疡、解热解痉、抗应激性溃疡病、扩张冠脉血管等作用。由于芍药苷易溶解于稀醇中,且需要提取挥发油类成分,故选择稀醇为溶剂,使用渗漉法进行提取。

4. 炙甘草 炙甘草主要含有甘草酸、甘草次酸(三萜类成分,含量5%～11%)、甘草苷(黄酮类成分)、生物碱、香豆素和糖等成分。甘草酸有类肾上腺皮质激素样作用,对组胺引起的胃酸分泌过多有抑制作用,并有抗酸及缓解胃肠平滑肌痉挛的作用。甘草黄酮、甘草次酸均有明显的镇咳、祛痰作用,以及抗炎、抗过敏作用,可以保护发炎的咽喉和气管黏膜。

5. 生姜 生姜含挥发油,主要为姜醇、姜烯、水芹烯、柠檬醛、芳樟醇等。生姜中的挥发油能增强胃液的分泌和肠壁的蠕动,提高食欲,增强消化吸收功能;其中的姜油酮等有刺激食欲,增强人体内分泌功能,促进消化吸收,提高人体免疫功能的作用。

6. 大枣 大枣含有有机酸和三萜类物质,以及红枣多糖、黄酮类成分,有补中益气,养血安神的作用。

【仪器与试剂】

挥发油提取器、500ml圆底烧瓶、电热套、旋转蒸发仪、电磁炉、250ml量筒、渗漉筒、200ml烧杯、100ml烧杯、纱布、鹅卵石、玻璃棒、玻璃板、点样毛细管、铅笔、尺、展开缸。

乙醇、蜂蜜、饴糖、苯甲酸钠、石油醚(60～90℃)、乙酸乙酯、二硝基苯肼、硅胶G、正丁醇、桂皮醛对照品、芍药苷对照品、三氯甲烷、甲醇、氨水、香草醛、浓硫酸、甘草对照药材、NaOH、甲酸、冰醋酸。

【实验内容】

1. 处方组成 桂枝22.2g、白芍44.4g、炙甘草14.8g、生姜22.2g、大枣22.2g、饴糖74g。

2. 实验步骤 将22.2g桂枝置于500ml量瓶中,加入222ml水,提取桂枝挥发油6h。蒸馏后的水溶液另器收集;药渣与14.8g炙甘草、22.2g大枣加入370ml水煎煮2次,每次2h,合并煎液,滤过,滤液与蒸馏后的水溶液合并,浓缩至约112ml。取44.4g白芍、22.2g生姜,以2000ml稀乙醇作为溶剂,浸渍24h后进行渗漉,收集渗漉液,回收乙醇后与上述药液合并,静置,滤过。加入74g饴糖,浓缩至近200ml,加入3g苯甲酸钠与桂枝挥发油,加水至200ml,搅匀。

3. 鉴别

(1)桂皮醛的定性鉴别。取本品20ml,用乙醚振摇提取3次,每次15ml,水溶液备用;合并乙醚液,挥干,残渣加入0.5ml乙酸乙酯溶解,作为供试品溶液。另取桂皮醛对照品,加入乙醇制成每1ml含1μl桂皮醛的溶液,作为对照品溶液。采用薄层色谱法(《中国药典》2015年版四部通则0502)试验,吸取10μl供试品溶液、1～2μl对照品溶液,分别点于同一硅胶G薄层板上,以石油醚-乙酸乙酯(17:3)为展开剂,展开,取出,晾干,喷以二硝基苯肼乙醇试液。供试品色谱在与对照品色谱相应的位置上,显相同颜色的斑点。

(2)芍药苷的定性鉴别。取鉴别桂皮醛时制备的水溶液,用正丁醇振摇提取2次,每次15ml,合并正丁醇液,用水10ml洗涤,将正丁醇液蒸干,残渣加入1ml甲醇溶解,作为供试品溶液。另取芍药苷对照品,加入甲醇制成每1ml含2mg甲醇的溶液,作为对照品溶液。采用薄层色谱法(《中国药典》2015年版四部通则0502)试验,吸取上述两种溶液各2～3μl,分别点于同一硅胶G薄层板上,以三氯甲烷-乙酸乙酯-甲醇-浓氨试液(8:1:4:1)为展开剂,展开,取出,晾干,喷以5%香草醛的H_2SO_4溶液,加热至斑点显色清晰。供试品色谱在与对照品色谱相应的位置上,显相同颜色的斑点。

(3)甘草的定性鉴别。取甘草对照药材0.5g,加入10ml水,加热回流30min,滤过,取滤液,同芍药苷的供试品溶液的制备方法制成对照药材溶液。采用薄层色谱法(《中国药典》2015年版四部通则0502)试验,吸取芍药苷的供试品溶液和上述对照药材溶液各 $1\sim2\mu l$,分别点于同一用 $1\%NaOH$ 溶液制备的硅胶 G 薄层板上,以乙酸乙酯-甲酸-冰醋酸-水(15:1:1:2)为展开剂,展开,取出,晾干,喷以 $10\%H_2SO_4$ 的乙醇溶液,105℃加热至斑点显色清晰,置365nm紫外光下检视。供试品色谱在与对照药材色谱相应的位置上,显相同颜色的荧光斑点。

【思考题】

(1)实验中使用的饴糖与《伤寒论》中的胶饴有什么区别,还可以使用什么糖代替胶饴?

(2)对照《中国药典》2015年版查找其他几种药物的鉴别方式,除了分别定性鉴别外还可以使用哪些方法对小建中汤各成分的含量进行鉴别?

(3)为什么不同药材使用不同的提取方式?实验中运用了哪几种提取方法?分别能提取哪类药物?

(4)实验中加入3g苯甲酸钠有什么作用?

【附注】

(1)桂枝的挥发油具有重油组分,重油组分多于清油组分,两种组分均应收集,建议使用重油挥发油提取装置进行提取。

(2)加入74g饴糖后进行浓缩时需要不断搅拌,避免因局部过热导致煳底现象。

【实验报告】

小建中汤的处方制备实验报告

班级_____　姓名_____　学号_____　实验时间_____　成绩_____

1. 实验目的
2. 实验原理
3. 小建中汤处方制备的操作流程
4. 薄层色谱鉴定操作步骤及色谱结果示意图
5. 实验记录(表8-1~8-5)

表8-1　制备数据

原药材质量(g)	提取液(ml)	浓缩液(ml)	乙醇含量

表8-2　定性试验结果

成分	现象	结论及解释
桂皮醛		
芍药苷		
甘草		

表 8-3　桂皮醛色谱鉴定结果

	对照品溶液	试样溶液
斑点颜色		
荧光斑点颜色		
原点至斑点中心的距离(cm)		
原点至溶剂前沿的距离(cm)		
R_f		

表 8-4　芍药苷色谱鉴定结果

	对照品溶液	试样溶液
斑点颜色		
荧光斑点颜色		
原点至斑点中心的距离(cm)		
原点至溶剂前沿的距离(cm)		
R_f		

表 8-5　甘草色谱鉴定结果

	对照品溶液	试样溶液
斑点颜色		
荧光斑点颜色		
原点至斑点中心的距离(cm)		
原点至溶剂前沿的距离(cm)		
R_f		

6. 思考题
7. 实验小结与讨论
8. 教师评语

教师签字_____
年　月　日

实验二十九　藿香正气水的处方制备

【实验目的】
(1)掌握藿香正气水的处方制备方法。
(2)熟悉白芷、厚朴等药材的原药材鉴定方法。
(3)熟悉藿香正气水的成分检查及含量测定方法。

【实验原理】
1. 处方来源　藿香正气散最早出自《太平惠民合剂局方》,以藿香、紫苏、大腹皮、白芷、茯苓、半夏曲、白术、陈皮、厚朴(姜制)、桔梗、炙甘草为基本组成,与大枣、生姜合煎至七分后服用,具有解表化湿,理气和中之功,全方利用"藿香之芬,以开胃,名曰正气,谓正不正之气",用于胃肠道感冒,湿阻中焦等病症,效果显著。由于传统汤剂、散剂为粗制剂,服用剂量大,贮存携带均不便,已不能适应患者高效、速效的用药需求。随着剂型多样化的需求和现代制剂技术的发展,在传统藿香正气散的处方和用法基础上发展了一系列藿香正气制剂,其中藿香正气水较为常用,疗效较好。

2. 处方概述

[中文名称] 藿香正气水

[处方]

苍术 16g	陈皮 16g	厚朴(姜制)16g
白芷 24g	茯苓 24g	大腹皮 24g
生半夏 16g	甘草浸膏 2g	广藿香油 0.16ml
紫苏叶油 0.08ml	干姜 1.35g	

[性状] 本品为深棕色的澄清液体(久贮略有混浊);味辛、苦。

[功能与主治] 解表祛暑,化湿和中。用于外感风寒,内伤湿滞,夏伤暑湿,头痛昏重,脘腹胀痛,呕吐泄泻;胃肠型感冒。

[用法与用量] 口服,一次 5～10ml,一日 2 次,用时摇匀。

[规格] 每瓶装 10ml。

[贮藏] 密封。

[说明] 合剂:合剂系指药材用水或其他溶剂,采用适宜方法提取、纯化、浓缩制成的内服液体制剂(单剂量灌装者也可称"口服液")。

3. 合剂的生产与贮藏相关规定

(1)除另有规定外,药材应洗净,适当加工成片、段或粗粉,按各品种项下规定的方法提取,纯化,浓缩至规定的相对密度;含有挥发性成分的药材宜先提取挥发性成分,再与余药共同煎煮。

(2)合剂应在清洁避菌的环境中配制,及时灌装于无菌的洁净干燥容器中。

(3)合剂中可加入适宜的附加剂,其品种与用量应符合国家标准的有关规定,不得影响制品的稳定性,应避免对检验产生干扰,必要时亦可加入适量乙醇。

(4)若添加蔗糖作为附加剂,除另有规定外,合剂中蔗糖的含量不得高于 20%(g/ml)。

(5)除另有规定外,合剂应澄清,不得有酸败、异臭、产生气体或其他变质现象。

(6)一般应制定相对密度、pH 值等检查项目。

(7)合剂应密封,置阴凉处贮藏。在贮藏期间允许有少量轻摇易散的沉淀。

【仪器与试剂】

粉碎机,超声振荡器,旋转蒸发仪,紫外-可见分光光度计,搅拌器,灭菌器,灌装机,封口机,电热煲(500ml),电热恒温干燥箱,水浴锅,烘箱,药筛(1～9 号筛),紫外线灯,索氏提取器,挥发油提取器,渗漉筒,圆底烧瓶(500ml),冷凝管,烧杯(1000ml、500ml),容量瓶(10ml),量筒,蒸发皿,搅拌棒,分液漏斗,布氏漏斗,漏斗,研钵,天平,托盘,滤纸,试管,牛角勺,吸管,点样毛细管。

甲醇(色谱纯)、三氯甲烷、蒸馏水、丙酮、石油醚、甲酸、$FeCl_3$、甲醇、乙酸乙酯、H_2SO_4、乙醇、HCl、苯、乙醚、7%盐酸羟胺-甲醇溶液、Na_2CO_3、硅胶 G、蔗糖、糊精、羧甲基纤维素钠、香草醛-H_2SO_4 溶液、厚朴酚对照品、和厚朴酚对照品、百秋李醇对照品等。

【实验内容】

1. 原药材鉴定

(1)白芷。根呈圆锥形,长 10～20cm,直径 2～2.5cm。表面灰棕色,有横向突起的皮孔,顶端有凹陷的茎痕。质硬,断面白色,粉性足,皮部密布棕色油点。气芳香,味辛、微苦。

1)取本品粉末 0.5g,加入 3ml 乙醚,振摇 5min 后,静置 20min,分取上清液 1ml,滴加 7％盐酸羟胺-甲醇溶液与 20％ KOH 的甲醇溶液各 2～3 滴,摇匀,置于水浴上微热,冷却后,加入稀盐酸调至 pH＝3～4,再滴加 1％$FeCl_3$ 的乙醇溶液 1～2 滴,显紫红色。

2)取本品粉末 0.5g,加入 3ml 水,振摇,滤过。取滤液 2 滴,点于滤纸上,置于 365nm 紫外线灯下观察,显蓝色荧光。

3)取本品粉末 0.5g,加入 10ml 乙醚,浸泡 1h,时时振摇,滤过,滤液挥干乙醚,残渣加 1ml乙酸乙酯溶解,作为供试品溶液。另取欧前胡素、异欧前胡素对照品,加入乙酸乙酯制成每1ml 含 1mg 对照品的混合溶液,作为对照品溶液。吸取上述两种溶液各 4µl,分别点于同一以羧甲基纤维素钠为黏合剂的硅胶 G 薄层板上,以石油醚(30～60℃)-乙醚(3:2)为展开剂,在25℃以下展开,取出,晾干,置于 365nm 紫外线灯下检视。供试品色谱与对照品色谱在相应的位置上,显相同颜色的荧光斑点。

(2)厚朴

1)取粗粉 3g,加入 30ml 三氯甲烷,回流 30min,滤液用于进行以下试验:a. 取三氯甲烷 5ml 置于试管中,在荧光灯下顶面观显紫色,侧面观显两层,上面黄绿色,下面棕色;b. 取三氯甲烷 15ml,蒸去三氯甲烷,残渣加入 10ml 95％乙醇溶解,滤过,分别取滤液各 1ml,滴加 1 滴 5％$FeCl_3$ 的甲醇水溶液(1:1),显蓝黑色(厚朴酚的酚羟基反应);滴加 5 滴间苯三酚-HCl 溶液,产生红色沉淀(厚朴酚的丙烯基反应)。

2)薄层层析

样品液:取粉末 0.5g,加入 5µl 甲醇,振摇 30min,滤过,滤液供试。

对照品液:取厚朴酚及和厚朴酚对照品,加入甲醇溶解,制成每 1ml 各含 1mg 对照品的混合液作为对照。

展开:取上述两种溶液各 5ml,分别点于同一硅胶 G 薄层板上,以苯-甲醇(27:1)展开。

显色:1％香草醛-H_2SO_4 溶液,100℃烘干约 10min,供试品在与对照品溶液相同位置显相同色斑,和厚朴酚在下方(紫红色),厚朴酚在上方(玫瑰红色)。

2. 制法 以上十一味,苍术、陈皮、厚朴、白芷分别依照《中国药典》2015 年版附录中流浸膏剂与浸膏剂项下的渗漉法,用 10 倍量 60％乙醇作为溶剂,浸渍 24h 后进行渗漉,前三种各收集初漉液 40ml,白芷收集初漉液 50ml,备用,继续渗漉,收集续漉液,浓缩后并入初漉液中。茯苓加 5 倍量水煮沸后,80℃温浸 2 次,第一次温浸 3h,第二次 2h,取汁;生半夏用冷水浸泡,每 8h 换水一次,泡至透心后,另加干姜 1.35g,加入 5 倍量水煎煮 2 次,第一次煎煮 3h,第二次2h;大腹皮加入适量水煎煮 3h;甘草浸膏打碎后水煮化开;合并上述水煎液,滤过,滤液浓缩至适量。广藿香油、紫苏叶油使用适量乙醇溶解。合并以上溶液,混匀。使用乙醇与水适量调整乙醇含量,并使全量为 205ml,静置,滤过,灌装,即得。

3. 成分检查 取本品 20ml,用石油醚(30～60℃)提取 2 次,每次 25ml(30min),合并石油醚提取液,低温蒸干,残渣加入 1ml 乙酸乙酯使溶解,作为供试品溶液。另取百秋李醇对照品,加乙酸乙酯制成每 1ml 含 1mg 百秋李醇的溶液;再取厚朴酚、和厚朴酚对照品,分别加甲醇制成每 1ml 含 1mg 对照品的溶液,作为对照品溶液。依照 2015 年版《中国药典》附录中的薄层色谱法试验,吸取供试品溶液 10μl,对照品溶液各 5μl,分别点于同一以羧甲基纤维素钠为黏合剂的硅胶 G 薄层板上,以石油醚(60~90℃)-醋酸乙酯-甲酸(85:15:2)为展开剂,展开,取出,晾干,喷以 5% 香草醛-H_2SO_4 溶液,于 100℃ 加热至厚朴酚、和厚朴酚斑点显色清晰。供试品色谱与百秋李醇对照品色谱在相应的位置上,显相同的紫红色斑点;与厚朴酚、和厚朴酚对照品色谱在相应的位置上,显相同颜色的斑点。

4. 一般检查

(1)乙醇量应为 40%~50%(《中国药典》2015 年版附录)。

其他应符合《中国药典》2015 年版附录酊剂项下有关的各项规定。

(2)装量。单剂量灌装的应进行装量检查。

检查法:取供试品 5 支,将内容物分别倒入经校正的干燥量筒内,在室温下检视,每支装量与标示装量相比较,不得少于标示装量的 95%,且少于标示装量的不得多于 1 支。

合剂采用《中国药典》2015 年版附录中最低装量检查法进行检查,应符合规定。

(3)微生物限度:采用《中国药典》2015 年版附录中微生物限度检查法进行检查,应符合规定。

5. 含量测定　采用《中国药典》2015 年版附录中高效液相色谱法进行测定。

(1)色谱条件与系统适用性试验。使用十八烷基硅烷键合硅胶为填充剂;甲醇-乙腈-水(50:20:40)为流动相;检测波长为 294nm。理论板数按厚朴酚峰计算,应不低于 5000。

(2)对照品溶液的制备。取厚朴酚与和厚朴酚对照品适量,精密称定,分别加入甲醇制成每 1ml 含厚朴酚 0.2mg、和厚朴酚 0.1mg 的溶液,摇匀,即得对照品溶液。

(3)供试品溶液的制备:精密量取本品 5ml,滴加 2 滴 HCl,用三氯甲烷振摇提取 3 次,每次 10ml,合并三氯甲烷溶液,蒸干,残渣用甲醇溶解并精密稀释至 10ml,精密量取 5ml,置于 10ml 容量瓶中,加入甲醇至刻度,摇匀,即得。

(4)测定法。精密吸取上述三种溶液各 10μl,分别注入液相色谱仪,测定。

本品每支含厚朴以厚朴酚及和厚朴酚的总量计,不得少于 5.8mg。

【思考题】

(1)为什么藿香正气水的一般检查中要求含有 40%~50% 的乙醇? 40%~50% 的乙醇含量具有什么意义?

(2)藿香正气有哪些其他常用剂型,在使用中分别有哪些优势与劣势?

(3)本实验考虑学时原因,仅挑选白芷、厚朴进行原料药材检查,请对照《中国药典》2015 年版了解其他原料药材的检查方法。

(4)为什么不同药材选取不同的提取方式? 实验中运用了哪几种提取方法?

【附注】

(1)生半夏为方便浸泡至透心,可以用铜冲敲打,至每颗分裂为 3~4 块,减少浸泡时间。

(2)水煎液浓缩至适量,为 120~140ml,加水、乙醇需要在保证 40%~50% 乙醇含量下调整总体积至 205ml。

【实验报告】

藿香正气水的处方制备实验报告

班级_____ 姓名_____ 学号_____ 实验时间_____ 成绩_____

1. 实验目的
2. 实验原理
3. 藿香正气水制备的操作流程
4. 实验记录(表 8-6～8-10)

表 8-6 提取结果

原药材质量(g)	提取液(ml)	浓缩液(ml)	乙醇含量(%)

表 8-7 原料药材检查结果

原料药材	现象	结论及解释
白芷		
厚朴		

表 8-8 成分检查结果

	对照品溶液	试样溶液
斑点颜色		
荧光斑点颜色		
原点至斑点中心的距离(cm)		
原点至溶剂前沿的距离(cm)		
R_f		

表 8-9 一般检查结果

	现象	结论及解释
乙醇量		
装量		
微生物限度		

表 8-10 含量测定结果

高效液相	现象	结论及解释

5. 思考题

6. 实验小结与讨论

7. 教师评语

教师签字_____

年　月　日

实验三十　某中药中化学成分的提取分离与鉴定

【实验目的】

(1)通过设计性实验,进一步提高学生综合运用知识的能力,锻炼学生理论联系实际的能力。

(2)通过设计性实验,培养学生独立思考、分析问题及解决问题的能力,以及实际动手操作的能力。

(3)提高学生的文献查阅能力及文献综合能力。

(4)培养学生实事求是的科学态度,严谨细致的工作作风,相互协作的团队精神,勇于开拓的创新意识及科研意识。

【设计研究要求】

学生通过查阅文献,自拟实验题目,综合文献资料设计实验方案,方案内容包括实验的对象、主要成分的理化性质、实验操作方法等,提交指导教师审批,指导教师审批通过后学生按实验方案,在规定的时间内完成实验,提交实验报告和产品。

【仪器与试剂】

学生根据实验室的实际情况,结合自己的实验方案,提交清单,经教师同意后方可准备、使用。

【实验内容】

完成学生自己设计的实验方案。

1. 选题　每 2～3 名学生作为一个实验小组,自主选定一种常用中药。可从道地药材、《中国药典》2015 年版收载的药材中选择,亦可参考有效成分含量、结构特征、提取分离方法等多方面进行选择。

2. 设计实验方案　以小组为单位查阅文献资料及参考书,自行设计可行的实验方案,实验方案的内容包括阐明实验原理、设计实验方法等,并预测实验结果。

3. 可行性论证　每组派一名学生对本组设计的实验方案进行可行性论证,教师和其他学生共同参与指导、点评和讨论。

4. 实验题目的筛选　教师汇总各小组提交的实验题目,根据实验室现有的条件及时间合理性等因素,筛选出 2～3 个可行性较高的实验题目,将各小组进行整合分配,确定最终实际操作的项目。

5. 实验的准备与操作　学生根据实验室的实际情况,结合实验项目所需仪器和药品等,提交清单,经教师同意后,进行准备。学生按照已修改的实验设计方案进行实际操作,并随时做好实验记录。

6. 实验总结与评价　学生在规定的时间内完成实验操作,上交原始实验记录、实验操作过程照片、产品、实验效果照片等相关材料,并按照规定格式书写实验报告。相同实验题目的各小组召开研讨会,总结分析各小组在实验过程中遇到的问题。最后,教师根据实际效果进行总结评价。

【实验报告】

某中药中化学成分的提取分离与鉴定实验报告

班级_____ 姓名_____ 学号_____ 实验时间_____ 成绩_____

1. 实验目的

2. 实验原理

3. 某中药中化学成分的提取分离操作流程

4. 某中药中化学成分的薄层色谱鉴定操作步骤及色谱结果示意图

5. 实验记录

表 8-9 色谱鉴定结果

	对照品溶液	试样溶液
斑点颜色		
荧光斑点颜色		
原点至斑点中心的距离(cm)		
原点至溶剂前沿的距离(cm)		
R_f		

6. 实验小结与讨论

7. 教师评语

教师签字_____

年　月　日

附　录

一、常用有机溶剂

1. 乙醇

(1)分子式:C_2H_6O。

(2)溶解性:可与水混溶,可混溶于醚、三氯甲烷、甘油等多数有机溶剂。

(3)用途:可用于糖和苷类化合物等化学成分的水提醇沉操作,或醌类化合物等的提取。

(4)危险性:易燃。

2. 甲醇

(1)分子式:CH_4O。

(2)溶解性:可与水混溶,可混溶于醚、醇等多数有机溶剂。

(3)用途:可用于糖和苷类化合物等化学成分的水提醇沉操作,可作为色谱检识的展开剂。

(4)危险性:易燃。

3. 乙酸乙酯

(1)分子式:$C_4H_8O_2$。

(2)溶解性:微溶于水,可混溶于酮、醚、醇、三氯甲烷等多数有机溶剂。

(3)用途:可作为色谱检识的展开剂,也用于苷类化合物的提取,醌类化合物的分离等。

(4)危险性:易燃。

4. 丙酮

(1)分子式:C_3H_6O。

(2)溶解性:可与水混溶,可混溶于乙醇、乙醚、三氯甲烷、油类等多数有机溶剂。

(3)用途:可用于糖和苷类化合物等化学成分的水提醇沉操作,也用于提取单糖及低聚糖时的脱脂操作,或用于生物碱的提取等。

(4)危险性:易燃。

5. 正己烷

(1)分子式:C_6H_{14}。

(2)溶解性:不溶于水,可溶于乙醇、乙醚等多数有机溶剂。

(3)用途:可作为色谱检识的展开剂等。

(4)危险性:易燃。

6. 石油醚

(1)主要成分:戊烷、己烷。

(2)溶解性:不溶于水,可溶于无水乙醇、苯、三氯甲烷等多数有机溶剂。

(3)用途:可用于提取单糖及低聚糖、苷类化合物时的脱脂操作,也可用作色谱检识的展开剂等。

（4）危险性：易燃。

7．苯

（1）分子式：C_6H_6。

（2）溶解性：不溶于水，可溶于醇、醚、丙酮等多数有机溶剂。

（3）用途：可用于萃取精制操作，也可作为色谱检识的展开剂等。

（4）危险性：可燃。

8．三氯甲烷

（1）分子式：$CHCl_3$。

（2）溶解性：不溶于水，溶于醇、醚、苯。

（3）用途：可用于提取苷类化合物时的脱脂操作，也可作为色谱检识的展开剂，或用于醌类化合物的提取等。

（4）危险性：与明火或灼热物体接触时能产生剧毒的光气。

二、常用试剂的配制及应用

1．稀盐酸

（1）配制：取 HCl 234ml，加水稀释至 1000ml，即得。本液的 HCl 含量应为 9.5％～10.5％。

（2）应用：可用于调节提取液的 pH，与漂白粉共用可检识盐酸小檗碱，亦可浸泡提取物等。

2．NaOH 溶液

（1）配制：取 NaOH 4.3g，加水溶解制成 100ml 溶液，即得。

（2）应用：可用于调节实验液体的 pH 等。

3．碘-碘化钾试剂

（1）配制：取碘 0.5g 与碘化钾 1.5g，加水溶解制成 25ml 的溶液，即得。

（2）应用：用于生物碱的沉淀实验。

4．改良碘化铋钾试剂

（1）配制：取碘化铋钾试液 1ml，加入 2ml 0.6mol/l HCl 溶液，加水至 10ml，即得。

（2）应用：用于生物碱的沉淀实验，也可作为生物碱薄层色谱法的显色剂。

5．硅钨酸试液

（1）配制：取硅钨酸 10g，加水溶解制成 100ml 溶液，即得。

（2）应用：用于生物碱的沉淀实验。

6．α-萘酚试剂

（1）配制：取 15％的 α-萘酚的乙醇溶液 10.5ml，缓缓加入 H_2SO_4 6.5ml，混匀后再加入 40.5ml 乙醇及 4ml 水，混匀，即得。

（2）应用：Molish 反应（糖类、苷类、三萜类等）。

7．碱性酒石酸铜试剂

（1）配制：取 $CuSO_4$ 铜结晶 6.93g，加水溶解制成 100ml 溶液；取酒石酸钾钠结晶 34.6g 与 NaOH 10g，加水溶解制成 100ml 溶液；同时将两液等量混合，即得。

（2）应用：斐林反应（糖类、苷类等）。

8. 氨制硝酸银试剂

(1)配制:取硝酸盐 1g,加入 20ml 水溶解后,滴加氨试液,随加随搅拌,至初起的沉淀将近全溶,滤过,即得。本液应置棕色瓶内,在暗处保存。

(2)应用:多伦反应(糖类、苷类等)。

9. FeCl₃ 试剂

(1)配制:取 FeCl₃ 9g,加水溶解制成 100ml 溶液,即得。

(2)应用:香豆素显色反应、草酚酮类的检识反应等。

三、常用的色谱材料

1. 纸色谱法

(1)层析材料:新华层析滤纸。

(2)展开剂

1)糖和苷类化合物:正丁醇-冰醋酸-水(4:1:5)、乙酸乙酯-吡啶-水(2:1:2)、水饱和的苯酚、正丁醇-乙醇-水(4:2:1)。

2)醌类化合物:石油醚(以甲醇饱和)、正丁醇(以浓氨水饱和)、苯-丙酮-水(4:1:2)、苯-吡啶-水(5:1:10),用 0.5%乙酸镁-甲醇溶液显色。

3)黄酮类化合物:正丁醇-乙酸-水(4:1:5上层,BAW)、苯-乙酸-水(125:72:3)等,用氨蒸气、2%三氯化铝-甲醇溶液等显色。

4)三萜类化合物:乙酸乙酯-吡啶-水(3:1:3)、正丁醇-乙酸-25%氨水(10:2:5),用三氯乙酸、五氯化锑试剂等显色。

2. 薄层色谱法

(1)层析材料:聚酰胺薄膜、硅胶 G-CMC-Na 板。

(2)展开剂

1)糖和苷类化合物:正丁醇-冰醋酸-水(4:1:5,上层)、三氯甲烷-甲醇-水(65:35:10,下层),用苯胺-邻苯二甲酸试剂、对茴香胺-邻苯二甲酸试剂、蒽酮试剂、三苯四氮盐试剂等试剂显色。

2)醌类化合物:苯-甲醇(9:1)、庚烷-苯-三氯甲烷(1:1:1),用 0.5%乙酸镁-甲醇溶液显色。

3)苯丙素类(香豆素)化合物:环己烷(石油醚)-乙酸乙酯(5:1~1:1)、三氯甲烷-丙酮(9:1~5:1),用异羟肟酸铁试剂显色。

4)黄酮类化合物:甲苯-甲酸甲酯-甲酸(5:4:1)、苯-甲醇(95:5)、三氯甲烷-甲醇-丁酮(12:2:1)等。

5)萜类化合物:石油醚、乙烷、苯等分别加入不同比例的乙酸乙酯或乙醚,用 H₂SO₄、香兰素-浓硫酸、碘蒸气等显色。

6)挥发油:石油醚(或正己烷)-乙酸乙酯(85:15),用异羟肟酸铁试剂、香草醛-浓硫酸试剂显色。

7)三萜类化合物、甾体类化合物:环己烷-乙酸乙酯(1:1)、三氯甲烷-甲醇-水(65:35:10,下层),用 10%H₂SO₄溶液、三氯乙酸试剂、五氯化锑试剂、香草醛-浓硫酸试剂等显色。

8)生物碱:三氯甲烷-甲醇(19:1)、氯仿-乙醇(10:1),用改良碘化铋钾试剂显色。

9)鞣质:三氯甲烷-丙酮-水-甲酸,用三氯化铁-铁氰化钾(1:1)溶液显色。

党的二十大进教材提纲挈领

　　党的二十大报告指出，要"用党的科学理论武装青年，用党的初心使命感召青年，做青年朋友的知心人、青年工作的热心人、青年群众的引路人"，要"坚持教育优先发展、科技自立自强、人才引领驱动，加快建设教育强国、科技强国、人才强国"。

　　中药化学是中华传统文化与现代科学的有机结合，课程中包含了丰富的中医药文化和现代科学思维，是中药学的核心学科，起着承上启下的重要作用。中药化学实验操作技术作为实验实践课程，是课堂理论教学的重要补充。本教材是在课程思政的指导下，深入发掘思政元素，着力培养专业知识与思想政治水平全面发展的专业人才，向学生弘扬科学家的科学精神，培养学生为祖国科技创新贡献力量的坚定信念，科学严谨的研究态度，以及树立正确的人生观、世界观、价值观的重要途径。

课程思政教学案例

序号	知识点	案例	思政建设目标
1	中药化学实验操作的基本要求	养成端正的科研态度——毒胶囊事件引发的思考	培养学生端正的学习态度、科学严谨的实验态度，以及良好的职业道德
2	实验室安全注意事项	强化"安全无小事，关系你我他"的责任意识	提升学生的安全和环保意识，同时在实验教学过程中加以言传身教；培养学生养成良好的科研习惯和科学素养
3	五味子中木脂素类化学成分的提取分离与鉴定	精准扶贫，振兴乡村经济——五味子中药材产业	使学生了解党和国家所贯彻执行与弘扬的脱贫攻坚精神，激发学生对党和祖国、对中医药事业的热爱
4	人参中人参皂苷的提取分离与鉴定	"东北三宝"之首——人参	使学生理解将中医药研究成果运用于实践的意义，将科技转化为生产力，培养学生对科技强国的坚定信念
5	槐米中芦丁的提取分离与鉴定	中医药抗击疫情的贡献与思考	了解以黄酮类化合物为代表的中医药在抗击新冠肺炎疫情期间所发挥的重大作用，使学生深刻体会到中医药事业的博大精深，以及传承中医药文化的意义，同时学习抗疫英雄们的伟大情怀及献身精神
6	黄连中盐酸小檗碱的提取分离与鉴定	生物碱类药物的合理开发及应用；珍爱生命，远离毒品	引导学生正确认识中药治病救人的作用，强化学生的法律意识及道德意识，使其树立正确的世界观、人生观、价值观
7	某中药中化学成分的提取分离与鉴定	屠呦呦让中国精神闪耀世界	培养学生勇于面对困难、克服困难，勇于探索、创新、求实的精神，以及良好的团队协作精神，培养学生为祖国科技创新贡献力量的坚定信念